新时代中国医疗保障制度改革方向研究

周嘉婧 著

中国矿业大学出版社

·徐州·

图书在版编目(C I P)数据

新时代中国医疗保障制度改革方向研究 / 周嘉婧著
. —徐州:中国矿业大学出版社,2023.9
ISBN 978 - 7 - 5646 - 5991 - 2

Ⅰ. ①新… Ⅱ. ①周… Ⅲ. ①医疗保障制度—体制改
革—研究—中国 Ⅳ. ①R199.2

中国国家版本图书馆 CIP 数据核字(2023)第 190343 号

书　　名	新时代中国医疗保障制度改革方向研究
	Xinshidai Zhongguo Yiliao Baozhang Zhidu Gaige Fangxiang Yanjiu
著　　者	周嘉婧
责任编辑	姜　翠
出版发行	中国矿业大学出版社有限责任公司
	(江苏省徐州市解放南路　邮编 221008)
营销热线	(0516)83885370　83884103
出版服务	(0516)83995789　83884920
网　　址	http://www.cumtp.com　**E-mail**:cumtpvip@cumtp.com
印　　刷	苏州市古得堡数码印刷有限公司
开　　本	710 mm×1000 mm　1/16　**印张** 12.5　**字数** 218 千字
版次印次	2023 年 9 月第 1 版　2023 年 9 月第 1 次印刷
定　　价	56.00 元

(图书出现印装质量问题,本社负责调换)

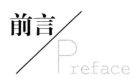

前言
Preface

根据马克思主义基本原理,社会的医疗保障制度是社会阶级关系的时代呈现。19世纪资本主义社会的医疗保障制度建立在其生产方式基础之上,无法真正满足工人阶级健康发展的基本需要。社会主义社会的医疗保障制度建立在公有制基础上,能够真正实现社会医疗资源为全体人民服务。新中国成立后,为了适应时代特点,在社会主义革命和建设时期、改革开放和社会主义现代化建设新时期,我国的医疗保障制度经历了一系列复杂而漫长的改革历程,基本的社会医疗保障已经覆盖了绝大多数公民。但是,人民群众看病难、看病贵等问题在一定阶段仍然存在。党的十八大之后,中国特色社会主义进入新时代,我国社会的主要矛盾发生了历史性转变。毫无疑问,这为解决社会医疗保障中存在的问题指明了新方向,对社会医疗保障制度改革提出了新要求。

在这样的历史背景下,新时代中国医疗保障制度以公费医疗制度为改革方向具有显著优势。因此,讨论公费医疗制度的可行性与必要性具有重要意义。首先,在世界范围内,公费医疗制度相比于政府医疗保险制度、商业医疗保险制度等具有鲜明的优越性,健康效益、经济效益、政治效益和社会效益更加凸显。其次,公费医疗制度符合马克思主义的基本理论要求,体现了社会主义的本质,能够惠及全体人民。公费医疗制度坚持了以人民为中心的发展原则,能够满足人民日益增长的美好生活需要。最后,中国实行公费医疗制度有着深刻的历史基础、经济基础、政治基础、医疗资源基础和价值观基础,这为中国医疗保障制度的改革提供了坚实的物质和精神前提。实现公费医疗制度,应当坚持党的领导,发挥中国特色社会主义制度优势;应当建立商业医保并存模式,规范和引导资本健康发展;应当持续推进公立医院改革,优化分级诊疗制度;应当注重医学人才培养,储备医学领域后备力量;应当提高基层医护人员待遇,完善医护人才激励机制;应当调整税收政策,解决医疗支付问题。唯有如此,中国医疗保障制度才能适应新形势,实现新发展。

周嘉婧

2023 年 3 月

目录
Contents

第 1 章

绪 论

当今各国的医疗保障制度虽形式多样,但从根本上可划分为公费医疗制度、政府医疗保险制度、商业医疗保险制度三种模式。本章在厘清相关概念的基础上,探讨了新中国成立以来我国医疗卫生领域改革取得的成就和存在的问题,讨论了医疗卫生领域改革是否应该引入市场机制、我国是否应该实行公费医疗制度等问题,明确了本书的研究方法、研究内容、研究路线、研究创新点和研究不足等。

1.1　研究背景及意义

1.1.1　研究背景

新中国成立以来,中国在医疗卫生事业上不断探索、前进,取得了可喜成就,但也面临着一些问题。新中国成立之初,面对医疗资源匮乏、医务工作者急缺的问题,党和政府通过爱国卫生运动、农村合作医疗制度和赤脚医生制度等,有效地提高了人民群众的医疗卫生水平。中国在医疗卫生制度建设方面的经验极大地推动了人类卫生事业的发展。世界卫生组织在 1978 年阿拉木图会议上对中国医疗卫生制度建设的经验进行了推广,称赞中国解决了一个连发达国家也无法解决的问题[1][2]。1978 年改革开放以后,赤脚医生制度和农村合作医疗制度逐步衰落;同时,随着工业化、城镇化、人口老龄化进程的加快,疾病谱、生态环境、生活方式等均发生了变化,中国开始面临多重疾病威胁并存、多种影响因素交织的复杂局面[3],人民群众日益受困于看病难、看病贵问题。经济的发展和社会的进步使得人民群众越来越希望得到公平、优质、稳定的医疗卫生保障,医疗卫生事业发展的不平衡不充分与人民健康需求之间的矛盾日益凸显[4]。

国家统计局官网发布的相关数据显示,虽然中国现行医疗保障制度的覆盖范围是不断增加的,但是人民群众看病难、看病贵问题依然没有得到根本解决。一方面,由于基层医疗设施薄弱,基本医疗服务不方便、不快捷,大量的农村患者集中到城市大型医院就诊,出现了挂号、就诊、取药排队时间长,找专家看病难等问题。医疗服务资源供给总量不足、医疗服务资源供给结构失衡[5]是看病难的体现。另一方面,《中国统计年鉴:2018》的相关数据显示,中国的城镇居民与农村居民的人均医疗支出占现金消费总支出的比

---

[1]　李玲. 卫生健康 70 年的发展是中国奇迹最亮丽的一部分[N]. 21 世纪经济报道,2019-09-24(4).

[2]　LI X, LU J, HU S, et al. The primary health-care system in China[J]. The lancet, 2017, 390(10112):2584-2594.

[3]　《党的十九大报告辅导读本》编写组. 党的十九大报告辅导读本[M]. 北京:人民出版社,2017:358.

[4]　李斌. 全面实施健康中国战略[J]. 紫光阁,2017(11):17.

[5]　邢影影,李勇. 我国"看病难"问题研究进展[J]. 中国药物评价,2019,36(6):401-405.

例呈逐年上升的趋势,其中农村居民的人均医疗支出占现金消费总支出的比例已近10％[1],超过世界发达国家平均水平,这是看病贵的体现。

追根究底,医疗卫生领域的看病难、看病贵问题主要是因为医疗卫生领域受市场化改革影响,医院过度产业化,医疗事业在一定程度上背离了其公益性的原则,存在追逐利润最大化的现象。在政府医疗保险制度下,若政府无法对医药公司与医院进行有效的监管,医药公司与医院便会从患者身上牟利;人民群众在面对健康问题时大多遵从医生建议,医患间的这种信息不对称又会进一步导致个人医疗支付费用的上涨。此外,由于一部分政府医疗保险制度的资金被医院和医药公司占用,导致部分医院不能为患者提供更好的治疗,被占用的资金"黑洞"给政府带来了较大的政治、经济压力。由此,缺乏资金的政府医疗保险制度既没有达到为人民健康提供优质保障的目标,又加剧了医患间的不信任感,导致政府资金流失严重。

党的十八大的召开标志着中国特色社会主义进入新时代。中国特色社会主义进入新时代,首先体现在我国的社会主要矛盾已经发生了改变,由人民日益增长的物质文化需要同落后的社会生产之间的矛盾转化为人民日益增长的美好生活需要和不平衡不充分的发展之间的矛盾。社会主要矛盾转移到解决发展不平衡不充分的问题,意味着国家要注重发展质量,重视人民需求,首先要解决与人民生活实际最贴近的现实问题,要促进社会公平正义,让人民感受更幸福、更安全[2]。党的十九大的召开确立了习近平新时代中国特色社会主义思想[3]。党的十九大报告指出,人民健康是民族昌盛和国家富强的重要标志。这表明以习近平同志为核心的党中央进一步认识到人民健康的重要性,并将人民健康放在国家社会发展的首要位置。对于国家和社会而言,良好的医疗卫生保障不仅能满足人民群众对健康安全的要求,也是维护国家稳定、构建和谐社会的重要条件。为满足人民群众日益增长的医疗卫生健康需求,习近平总书记提出,要把人民健康放在优先发展的战略地位,完善人民健康促进政策。2017年,国家卫生和计划生育委员会编写了《〈"健康中国2030"规划纲要〉辅导读本》,论述了中国在医疗制度、资金筹

---

① 国家统计局.中国统计年鉴:2018[M].北京:中国统计出版社,2018:100.

② 孙英.正确认识全面把握人民美好生活需要[N].光明日报,2018-12-26(2).

③ 《中国共产党简史》编写组.中国共产党简史[M].北京:人民出版社,2021:461.

备、费用管理等方面面临的问题并试图找寻解决办法①。

1.1.2　研究意义

公费医疗制度是一种高效的医疗保障制度,相较于政府医疗保险制度、商业医疗保险制度,它更能解决人民群众看病难、看病贵问题。中国可以依托制度与医疗资源优势,借鉴新中国成立以来的医疗卫生改革经验,改善现有的医疗制度,避免医疗市场化所带来的弊病。

在世界范围内,许多国家在医疗卫生制度改革上进行了有益的尝试,例如英国、意大利、挪威、冰岛、丹麦、瑞典、古巴等。在过去几十年间这些国家的医疗制度逐步转变为公费医疗制度,并运行良好,有力地说明了公费医疗制度的优越性。从这些国家的医疗卫生改革案例中不难发现,公费医疗制度不仅是国民健康的保障,还在凝聚人心、维护社会稳定、缔造良好和谐的社会环境、提高公民的国家认同感、提高国家在世界的影响力等方面起着重要的作用。因此,本书通过参考借鉴已实施公费医疗制度国家的相关情况,结合中国的国情合理分析实施公费医疗制度后我国的医疗花费情况,从政治与经济两方面阐述公费医疗制度实施的意义与作用,对中国全面实施公费医疗制度的可行性进行研究。本书通过系统研究和严谨论证,探索中国充分利用新型举国体制优势、结合中国特色社会主义经济形势全面实施公费医疗制度的可行性,这在解决国民健康问题和构建中国特色社会主义医疗卫生体系方面具有较强的现实意义。

1.2　相关概念界定

1.2.1　医疗保障制度

医疗保障制度是社会保障制度的重要组成部分,是保障国民健康的重要措施,是由家庭保障、集体互助保障发展到社会保障阶段的医疗方面的保

---

①　国家卫生和计划生育委员会.《"健康中国 2030"规划纲要》辅导读本[M].北京:人民卫生出版社,2017.

障制度①。医疗保障制度的问题主要在于医疗服务是由谁提供的以及医疗费用是由谁支付的②。不同医疗保障制度的主要区别也体现在这两个方面，即医疗服务提供方和医疗费用支付方。一般来说，根据资金来源和服务提供方式的不同，可以区分不同的医疗保障制度。③

值得注意的是，医疗保障制度与医疗保险制度的定义范畴存在明显差别。医疗保险制度是将医疗保险作为筹资方式达到医疗保障目的的一种制度，属于医疗保障制度的一种；医疗保障制度中除医疗保险制度之外，还应有由国家财政而不是医疗保险作为筹资方式的医疗保障制度。

1.2.2　公费医疗制度

公费医疗制度是政府使用一般性税收作为经费来源，通过公立医院来满足全体国民医疗服务需求的医疗保障制度④⑤。公费医疗制度的特点主要体现在三个方面：一是资金来源，公费医疗制度的资金来源于政府的一般性税收，是非特定税收或缴纳的保费，由财政预算统一支出；二是医疗服务提供者，公费医疗制度的医疗服务主要是由公立医院提供，医护人员按照国家工作人员身份管理，最大限度减少市场的影响作用；三是覆盖范围，公费医疗制度可以实现全民覆盖。

我国从 1952 年开始，实施过一段时间仅针对特定人群（国家机关、事业单位职工等）的公费医疗制度⑥，但并没有建立起覆盖全民的、完善的公费医疗制度。目前我国的医疗制度以政府医疗保险制度为主，只有极少部分群体可以享受公费医疗。国内一部分学者常使用的全民免费医疗⑦，一般指的是医疗的覆盖面和支付方式，与公费医疗制度或政府医疗保险制度并无直接关系。国内另一部分学者使用的全面免费医疗概念，实际上是国家医疗

---

①　乌日图.医疗保障制度国际比较研究及政策选择[D].北京：中国社会科学院研究生院,2003.

②　温家宝.关于发展社会事业和改善民生的几个问题[J].求是,2010(7):3-16.

③　BURAU V, BLANK R H. Comparing health policy: an assessment of typologies of health systems[J]. Journal of comparative policy analysis:research and practice,2006,8(1):63-76.

④　同③.

⑤　张维.美国医改的政治经济分析:历史视角兼论对中国医改的启示[J].政治经济学评论,2016,7(1):190-213.

⑥　刘会英.关于我国公费医疗制度的思考[J].医学理论与实践,1998,11(4):187-188.

⑦　顾昕.全民免费医疗的市场化之路:英国经验对中国医改的启示[J].东岳论丛,2011,32(10):25-31.

服务体系,与本书的公费医疗含义一致。实施公费医疗制度的代表性国家有英国、古巴、西班牙、希腊、瑞典等。

1.2.3 政府医疗保险制度

政府医疗保险制度,也称社会医疗保险制度,是一种由政府财政或社会基金覆盖全体国民的非营利性医疗保险制度。这种制度通过对雇主和雇员开征专门税收或收取保费来支付国民在公立医院和非营利性私立医院产生的费用①。政府医疗保险制度的特点主要体现在三个方面:一是资金来源,政府医疗保险制度的资金来源于雇主和雇员,通过单位和个人按一定比例缴纳,通过政府或公共非营利性医疗保险进行筹资;二是医疗服务提供者,政府医疗保险制度服务主要由公立医院和非营利性私立医院共同提供,医护人员由医院雇佣并进行管理;三是覆盖范围,政府医疗保险制度在建立之初一般覆盖部分劳动者,但也有部分国家的政府医疗保险制度相对完善,可以实现全民覆盖。

政府医疗保险制度与公费医疗制度的区别在于筹资方式是针对医疗的专项税收或保费还是政府的一般性税收。政府医疗保险制度相对于公费医疗制度,特点主要体现在保险方面。相对于商业医疗保险制度,政府医疗保险制度主要体现为政府管理统筹。政府医疗保险制度是由政府主导管理统筹的医疗保险制度,不同国家对此制度的称呼不同,比如日本称国民健康保险制度、加拿大称国家医疗保险制度等。实施政府医疗保险制度的代表性国家有德国、加拿大、法国、日本、韩国等。

1.2.4 商业医疗保险制度

商业医疗保险制度是由商业公司经营、私立医院(包括非营利性医院和营利性医院)提供医疗服务的医疗保险制度②③。商业医疗保险制度的特点主要体现在三个方面:一是资金来源,商业医疗保险制度的资金来源于私人

---

① BURAU V, BLANK R H. Comparing health policy: an assessment of typologies of health systems[J]. Journal of comparative policy analysis: research and practice, 2006, 8(1): 63-76.

② 同①.

③ 张维. 美国医改的政治经济分析: 历史视角兼论对中国医改的启示[J]. 政治经济学评论, 2016, 7(1): 190-213.

所交保费,其通过营利性商业医疗保险筹措,是以营利为目的的;二是医疗服务提供者,商业医疗保险制度的医疗服务由私立医院(包括非营利性医院和营利性医院)提供,医护人员由医院雇佣并进行管理;三是覆盖范围,目前商业医疗保险没有做到全民覆盖。

商业医疗保险制度是市场经济的产物。商业保险公司以营利为目的,其逐利性的存在,使商业医疗保险制度存在医疗卫生花费多、保障人群范围小等问题[①]。美国实施商业医疗保险制度,美国的商业医疗保险一般以职业为基础,商业医疗保险由雇主为雇员购买,保费由双方共同承担,保险费率以个人健康风险为基础,通过参考个体健康状况、年龄等因素综合评估后确定[②]。美国政府不承担全民医疗保障的职责,其仅为特定的人群(例如65岁以上的老人和部分穷人)购买医疗保险。

1.3 研究现状及评述

新中国成立后,我国的医疗保障制度不断发展变化,受到了国内外学者的广泛关注。我国在将市场机制引入医疗保障体系后,普通民众看病难、看病贵问题的逐渐凸显,这引发了国内学者对于医疗卫生领域是否应该引入市场机制的思考,也引发了国内学者对我国是否可以实行公费医疗制度的探讨。2009年,我国陕西省神木县(今神木市)试行了一种新的模式来解决医疗保障问题——"神木模式",这种模式虽然有成效但不适宜在全国推广。纵观世界其他国家,学者也都在针对如何选取一个有效的医疗保障制度这一问题展开研究,并发现有一些国家将自己国内的医疗制度从商业医疗保险制度、政府医疗保险制度改为了公费医疗制度且取得了成功。

1.3.1 中国医疗卫生领域改革成就及存在的问题

我国医疗卫生领域改革经历了四个阶段,在改革期间,虽获得了较大成就但也存在一些问题,为此学界对于我国医疗卫生领域应该如何改革进行

---

① 张奇林.美国医疗保障制度评估[J].美国研究,2005(1):94-111,5-6.
② 何佳馨.美国医疗保险制度改革的历史考察与理论检省[J].法制与社会发展,2012,18(4):127-142.

了多年讨论。本部分主要梳理我国医疗卫生领域改革中的经验与教训,为深入研究我国医疗卫生制度改革的方向提供调研基础。

1.3.1.1 中国医疗卫生领域改革的成就

1. 初步探索阶段(1949—1978 年)

新中国成立后,我国在医疗卫生领域改革方面的成就是有目共睹的。新中国成立初期,我国通过在卫生健康领域实行爱国卫生运动,有效消除了部分危害人民健康的传染病,建立了传染病防控体系;初步建立了围绕劳动保障的医疗保障体系,形成了针对机关事业单位职工的公费医疗制度、针对企业员工的劳动保险制度、针对农民的农村合作医疗制度。郑秉文认为,在当时的国内国际现实环境下,我国的一系列医疗制度改革是有效的,能够帮助我国站稳脚跟,对我国克服经济困难和国外制约等起到了有力的保障作用[1]。

2. 改革开放发展阶段(1979—2002 年)

改革开放后,通过对医疗制度进行改革,我国卫生机构的所有制结构发生了变化。虽然由于市场机制的引入,产生了看病难、看病贵等问题,但不可否认,市场机制的引入进一步优化了卫生机构管理制度,激发了医疗行业的活力。伴随着制度规范等的进一步建立,公费医疗制度和农村合作医疗制度等也产生了新的变化[2]。郑秉文认为,医疗卫生领域的市场化改革在某些方面保障了经济体制改革的顺利进行,为中国经济恢复高速增长、经济结构优化调整、成功加入世贸组织等作出了贡献[3]。

3. 深入调整阶段(2003—2011 年)

我国医疗制度改革虽然走过一些弯路,但是通过一系列的发展转型,例如农村合作医疗制度不断完善、财政资助力度不断加大、新型城乡医疗保障体系不断建立健全等,最终取得了显著的成绩。王冠中认为,我国的医疗制度和法律体系不断完善,基本实现有章可循,基本建立世界上涉及人口最多

---

① 郑秉文.中国社会保障制度 60 年:成就与教训[J].中国人口科学,2009(5):2-18,111.
② 王冠中.百年来中国共产党保障人民健康的伟大成就与基本经验[J].岭南学刊,2021(3):5-14.
③ 同①.

的覆盖全民的社会医疗保险体系框架①。刘继同认为,我国的医疗保险制度从"社会保险"到"企业保险"再到"社会保险"的变化,符合受经济、文化等影响而体现的历史连续性②。

针对医疗保障制度的发展,我国在近年来的医疗保障制度改革中重新强调了监管、组织和财政工具的组合使用,并增加了对卫生医疗设施的公共资金投入,建立了几乎覆盖全民的医疗保险计划③。

4. 全面改革阶段(2012年至今)

随着中国特色社会主义进入新时代,人民群众对健康的需求有了进一步的提升。Yip等认为,随着"健康中国2030"的提出,中国将人民健康放在重要位置,这不仅明确了人民健康对实现中国经济长期稳定发展的重要性,还明确了人民健康对实现中国社会发展目标的重要性。中国的医疗卫生领域改革逐渐以医生为基础,朝着综合医疗服务的方向发展。④ 仇雨临在对我国医疗保障70年的发展历史进行回顾时认为,通过对有限的卫生资源进行科学配置,实现卫生结果产出的最大化是医疗卫生体系发展中要遵循的普遍原则⑤。仇雨临的研究肯定了中国医疗保障从多元分割到逐步整合,最终迈向公平统一的全民保障的发展路径。针对新的需求和变化,习近平总书记提出了"没有全民健康,就没有全面小康"等重要论断。"健康中国2030"的提出,推动了我国医疗制度改革的进一步发展,我国卫生体系不断完善、妇女儿童医疗得到有效保障、医疗工作队伍持续发展、中医快速发展、中西医结合发展。我国根据形势变化及时把握医疗保障方面的主要矛盾,最终取得了一系列成就⑥。2021年相对于1978年,我国医疗机构数目增长了5倍,床位数增长了4倍,人均预期寿命增长了13岁⑦。

---

① 王冠中.百年来中国共产党保障人民健康的伟大成就与基本经验[J].岭南学刊,2021(3):5-14.

② 刘继同.中国社会医疗保险制度40年的历史经验、结构困境与改革方向[J].人文杂志,2019(3):20-29.

③ BALI A S,RAMESH M. Designing effective healthcare:matching policy tools to problems in China[J].Public administration and development,2017,37(1):40-50.

④ YIP W,FU H,CHEN A T,et al. 10 years of health-care reform in China:progress and gaps in universal health coverage[J]. The lancet,2019,394(10204):1192-1204.

⑤ 仇雨临.中国医疗保障70年:回顾与解析[J].社会保障评论,2019,3(1):89-101.

⑥ 同①.

⑦ 资料来源:国家统计局网站.

1.3.1.2 中国医疗卫生领域改革存在的问题

1. 存在公平性不足的问题

郑功成在谈及"十四五"时期我国医疗保障制度的发展思路与重点任务时提出,我国应当对现行制度所持理念进行优化,从覆盖全民走向普惠公平才是最有效、最公平的理念。医疗保险制度应该由全国统一安排,应当明确以同一种制度覆盖全民为目标的改革导向[①]。翟绍果基于公共健康政策转型的全球趋势和中国语境,认为公共健康治理必然要从健康不均到健康公平。健康公平关乎基于个人需求的健康资源分配和使用,健康权益来源于伦理原则和人权原则,没有种族、社会地位、财富、权力差别之分[②]。Parry认为,城市和农村之间的医疗保障不平等现象越来越严重,保险基金支出压力也越来越大[③]。申曙光指出,面对医疗保障不公平的现象我国应该兼顾公平与效率、优化政府与市场的关系[④]。彭浩然等认为,从分割到整合是中国基本医疗保障制度改革的发展趋势,政策制定者需坚持正确的社会融合与公平理念,明确基本医疗保险制度整合的方向,建立统一的基本医疗保险制度[⑤]。由此可见,学者们看到了现有医疗保障制度存在的公平性差的问题,认为加强制度的公平性是未来的目标和发展方向之一。

2. 存在看病难、看病贵问题

有部分学者分析了导致医疗卫生领域资源浪费和效率低下的原因。其中,李玲认为,医疗卫生领域由于存在着信息不对称、医生诱导需求和垄断等特点,会产生市场失灵[⑥]。在市场经济体制改革下,国内普遍存在着将医疗卫生行业与其他一般竞争行业等同的观点,这种将医疗卫生责任看作单

① 郑功成."十四五"时期中国医疗保障制度的发展思路与重点任务[J].中国人民大学学报,2020,34(5):2-14.

② 翟绍果.从病有所医到健康中国的历史逻辑、机制体系与实现路径[J].社会保障评论,2020,4(2):43-55.

③ PARRY J. Nine in 10 Chinese are covered by medical insurance,but access to treatment remains a problem[J/OL]. British medical journal,2012,344[2023-01-13]. https://pubmed. ncbi. nlm. nih. gov/22232545/. DOI:10.1136/bmj. e248.

④ 申曙光.我们需要什么样的医疗保障体系?[J].社会保障评论,2021,5(1):24-39.

⑤ 彭浩然,岳经纶.中国基本医疗保险制度整合:理论争论、实践进展与未来前景[J].学术月刊,2020,52(11):55-65.

⑥ 李玲.国外医疗卫生体制以及对我国医疗卫生改革的启示[J].红旗文稿,2004(21):18-21.

纯的个人责任的看法,导致 1996—2000 年在我国经济出现通货紧缩的形势下,人均医疗卫生费用出现了过度市场化的局面①。Bali 等认为,政府在引入市场机制后减少了向医疗机构的财政拨款,政府允许医疗机构获利,以达到"自收自支"的目的,这种情况造成了医疗费用的增长②。医疗机构的逐利动机和分散的支付系统受市场机制的影响,对患者而言,过度医疗造成了更高的医疗负担。Yip 等指出,医疗机构追求利润的行为以及由此产生的浪费和效率低下进一步推动了医疗费用的不断上涨。日益增长的医疗费用没有用于提高医疗服务质量,反而将利益转移给了医院、医生、药店和制药公司③。萧易忻认为,医疗与生物技术产业的扩张助长了过度医疗,医疗利益团体(例如保险公司)愿意支付昂贵的药品费用,这在一定程度上提高了昂贵药品的使用率④。

当前医疗卫生领域存在的看病难、看病贵等问题以及医疗产业过度化、私有化的模式使医药公司与医院之间产生了博弈现象。过度化、私有化的医疗模式将会走入政府买单的市场化,中国是有条件实行全民免费医疗的。目前中国的医疗卫生体制改革还不彻底,需要进一步深化。

通过上述分析可以发现,我国在将市场机制引入医疗卫生领域时产生了一些负面影响,这是医疗机构、生物技术公司、保险公司为牟取更多利益导致的。

1.3.2 医疗卫生领域改革是否应该引入市场机制

20 世纪 80 年代后,医疗卫生领域中政府责任弱化,医疗卫生保障覆盖面减小,看病难、看病贵问题逐渐显露。2003 年起,政府开始实行新型农村合作医疗制度。"十三五"期间,我国基本医疗保险覆盖超过 13 亿人。⑤ 我国在医疗保障方面取得了举世瞩目的成绩,但由于医疗过度产业化、私有

① 李玲,江宇,陈秋霖.改革开放背景下的我国医改 30 年[J].中国卫生经济,2008,27(2):5-9.
② BALI A S, RAMESH M. Designing effective healthcare:matching policy tools to problems in China[J]. Public administration and development,2017,37(1):40-50.
③ YIP W, HSIAO W. China's health care reform:a tentative assessment[J]. China economic review,2009,20(4):613-619.
④ 萧易忻.新自由主义全球化对"医疗化"的形构[J].社会,2014,34(6):165-195.
⑤ 我国基本医疗保险覆盖超过 13 亿人 基本养老保险覆盖近 10 亿人[EB/OL].(2021-02-12)[2023-01-03]. https://www.gov.cn/xinwen/2021/02/12/content_5586882.htm.

化,以及私立医院的逐利性等问题,农民看病难、看病贵问题依然没有得到根本性解决,这引发了国内外学者关于是否在医疗卫生领域推行市场化的讨论。

1.3.2.1　对引入市场机制持支持态度

国内一些学者对医疗卫生领域引入市场机制持支持态度。顾昕认为,我国应该通过引入市场机制和社群机制来形成新的治理体系,激活市场活力可能是中国社会政策与治理体系创新的一个重要方向,中国医疗卫生领域的改革之道是去行政化①。朱恒鹏等认为,从“神木模式”可以看出医疗卫生领域的改革并不需要从头再来,应当顺应市场,应在提供医疗服务方面引入竞争机制和激励机制②③。朱俊生认为,政府在医疗卫生领域实行的干预与管制是造成医疗卫生服务供求失衡和医疗保险低效运行的原因之一,政府以市场失灵等作为理由加强对市场的垄断是不合理的,政府应该重新建立具有竞争性的医疗卫生服务市场④。由此可见,上述学者认为,我国医疗卫生领域的改革应该去行政化,减少政府干预,建立激励机制推行市场化改革。

1.3.2.2　对引入市场机制持批判态度

有学者从我国医疗卫生发展史以及新自由主义思潮对我国市场化改革的影响等角度出发,对我国医疗卫生领域引入市场机制进行批判。还有学者从新中国医疗卫生事业的发展历程出发,认为 20 世纪 80 年代的市场经济改革促进了中国经济的繁荣发展,但医疗卫生领域的市场化改革却不理想⑤⑥。李玲认为,医疗卫生领域由于存在着信息不对称、医生诱导需求和垄断等特点,容易产生市场失灵⑦。我国看病难和看病贵的问题主要在于市

①　顾昕.“健康中国”战略中基本卫生保健的治理创新[J].中国社会科学,2019(12):121-138,202.

②　朱恒鹏.顺应市场化趋势[J].中国医院院长,2012(12):57-58.

③　朱恒鹏,彭晓博.医疗价格形成机制和医疗保险支付方式的历史演变:国际比较及对中国的启示[J].国际经济评论,2018(1):24-38,4.

④　朱俊生.从垄断到竞争:医疗领域的改革方向[J].学术界,2016(3):15-26.

⑤　BLUMENTHAL D,HSIAO W. Privatization and its discontents-the evolving Chinese health care system.[J]. The New England journal of medicine,2005,353(11):1165-1170.

⑥　LIN V. Transformations in the healthcare system in China[J]. Current sociology,2012,60(4):427-440.

⑦　李玲.国外医疗卫生体制以及对我国医疗卫生改革的启示[J].红旗文稿,2004(21):18-21.

场化改革的缺陷,这种缺陷导致了结构性矛盾的不断激化①。随着市场化改革的进行以及疾病谱的变化,医疗卫生领域出现了医疗卫生服务需求量增加和多样化的情况;原有的医疗卫生制度随着经济体制的改革而瓦解,市场化、商业化的医疗卫生机构以及医疗资源的分布不均破坏了分级诊疗体系。2003 年之后,我国医疗卫生体系表现出较强的市场化和商业化倾向,导致基层公共卫生体系和药品流通体系出现了许多问题②。杨静等认为,如果没有政府为医疗卫生服务提供保障,那么医疗卫生服务就会作为商品直接与金钱挂钩,极易导致贫困人群的医疗卫生服务和人民健康得不到保障③。梁忠福等认为,政府对医疗卫生领域的干预不是基于对"政府优越"的考虑,而是基于对"市场缺陷"的考虑,所以政府有必要对医疗卫生领域进行干预④。朱安东认为,无论是从政治哲学还是从经济学进行分析,新自由主义思潮均会影响教育和医疗卫生等领域的发展⑤。王绍光指出非典型肺炎(简称非典)破除了人们对经济增长和市场机制的迷信,提出发展是硬道理,人民健康也是硬道理⑥。

综上所述,以上学者认为,医疗卫生领域是不能引入市场机制的,因为医疗卫生服务不能作为商品,医疗卫生服务的本质属性是对人民健康提供基本保障。新自由主义思潮与我国的社会主义制度之间存在矛盾,我国的医疗卫生领域不能引入市场机制,应该由政府进行统一管理。

1.3.3 公费医疗制度的优越性

除了讨论市场机制对医疗卫生领域的影响,国内外学者也对国家应该实行怎样的医疗卫生制度进行讨论。通过对各种医疗卫生制度进行研究,有学者认为实行公费医疗制度最具优越性,它不仅可以实现公平地为人民提供医疗卫生服务,还可以降低医疗卫生成本,在维系国际关系方面也具有

---

① 李玲,江宇.2006:我国医改的转折点[J].中国卫生经济,2007,26(4):5-9.
② 江宇.从"世界卫生奇迹"到"建设健康中国"[J].中国卫生,2018(12):14-17.
③ 杨静,金轲.新自由主义的民生困局:以奥巴马医改为例[J].教学与研究,2018(8):80-89.
④ 梁忠福,林枫.对现行医疗体制的反思:"公共选择理论"的视角[J].中国卫生经济,2005,24(12):5-7.
⑤ 朱安东.政治工程、理论谬误与系统性危机:新自由主义思潮批判[J].马克思主义与现实,2017(2):30-36.
⑥ 王绍光.中国公共卫生的危机与转机[J].经济管理文摘,2003(19):38-42.

一定的积极作用。

1.3.3.1　公费医疗制度的实行可以更公平地为人民提供医疗卫生服务

　　Lomas 指出,公费医疗制度在保障医疗卫生服务覆盖率方面具有明显优势,大部分实行政府医疗保险制度的国家只覆盖从业人员,而实行公费医疗制度的国家能够覆盖全民。政府医疗保险制度只是面向那些有资格和达到最低缴费要求的人,他们是通过支付保费的方式来换取特定的医疗权利,这不是一种社会福利。① 英国作为实行公费医疗制度的国家,从公费医疗制度实行之初,就不断为民众创造公平的医疗卫生机会,公开目标是免费为民众提供保健服务。19 世纪末 20 世纪初,随着工会的发展和工党的成立,英国更加重视对民众卫生、教育和福利等方面的保障。英国公费医疗制度有效保障了个人从出生到死亡各个阶段的医疗服务,超越了意识形态、政策、政治和理论,其核心目标是建立在人道主义基础上的。英国公费医疗制度宣扬的公费医疗为那些本无法获得医疗服务的人提供服务,它对社会平等的重视在现在仍能引起我们的共鸣。② 有学者评论,在英国公费医疗制度的历史中,已经有了一个建立未来、迎接挑战的基础。英国公费医疗制度的历史证明,医疗制度有变得更好的空间,它可以激励我们解决长期存在的不平等问题。从患者的角度来看,国家医疗服务系统带来的主要变化是减轻了获得医疗服务的负担。③ 英国公费医疗制度产生了很好的效果,英国的主要健康指标继续得以改善,2019 年针对新生儿给出的预期寿命,女子为 82.9 岁,男子为 78.7 岁,这相对于 20 年前分别增加了 5.9 岁和 5.7 岁④。

1.3.3.2　公费医疗制度的实行可以降低医疗卫生成本

　　有学者提出了政府医疗保险制度对经济产生的负面影响,认为真正的劳动力市场存在"僵化"现象,保费将会提高劳动力的实际成本,降低国家在

---

　　①　LOMAS M. Getting health reform right:a guide to improving performance and equity[J]. Perspectives in public health,2006,126(3):143.

　　②　SNOW S. The NHS at 70:the story of our lives[J]. The lancet,2018,392(10141):22-23.

　　③　WEBSTER C. The national health service:a political history[M]. New York:Oxford University Press,2002.

　　④　资料来源:世界银行数据库。

国际上的竞争力,并阻碍雇主进一步雇佣工人,导致失业人数增加①。研究表明,公费医疗制度的一个突出优势在于节约医疗费用。相对于政府医疗保险制度和商业医疗保险制度,公费医疗制度从根本上去除了医疗服务的逐利机制,将大大提高医疗费用的利用效率。各代表性国家和各医疗制度国家的医疗支出占 GDP(国内生产总值)的比例变化比较趋势见图 1-1。

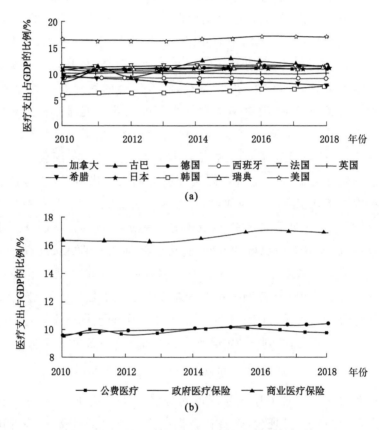

图 1-1　各代表性国家和各医疗制度国家的
医疗支出占 GDP 的比例变化比较趋势图②

关于公费医疗制度优势的研究,古巴经常被当作研究典型。虽然 2015

　　① LOMAS M. Getting health reform right: a guide to improving performance and equity[J]. Perspectives in public health,2006,126(3):143.
　　② 资料来源:世界银行数据库。

年古巴的人均 GDP 在世界上排名第 127 位,但是通过建立公费医疗制度,古巴大多数重要的健康统计数据都要好于经济合作与发展组织(OECD)的健康统计数据,甚至超过了美国[①]。美国前总统奥巴马也曾表示,尽管围绕着政治、自由和公民权利的问题依然存在,但是古巴在医疗卫生等问题上取得的成就值得肯定[②]。针对这种经济发展与健康水平不相匹配的反常模式,Cooper 等认为,反常模式的产生是由于极端贫困比例扰乱了 GDP 对国民健康状况的影响。具体来说,虽然古巴经济发展水平低,但是古巴人均收入不平等程度相对而言更低,所以极端贫困比例低导致古巴国民健康状况明显变好。[③]

相比一些发达国家,作为中低收入国家,古巴公费医疗制度的建立有其特殊性,它为同为发展中国家和同为社会主义国家的中国提供了借鉴。许多学者针对公费医疗制度建立的可行性进行研究,指出以古巴为代表的发展中国家的公费医疗制度建设离不开国家的政治意愿和政策支持。Pagliccia 等认为,很多国家忽视了政治意愿在公共卫生方面的作用,而古巴的政治意愿是把推动公共卫生部门的行动作为最终目标[④]。Etienne 认为,国家公共卫生系统建立的关键及成就在于一个国家的政治意愿,在于国家发展战略中是否优先考虑了公共卫生问题。古巴政府以强有力的领导和国家、省级和地方部门参与的决策机构为基础,为各级诊疗的技术与创新提供了充分的资金,在医疗开支上远超泛美卫生组织建议的 6%。[⑤] Abiyemi 认为,相对于财政资源的重要,全民健康覆盖更依赖于政府将全民健康变为现实的意愿[⑥]。Cooper 等认为,适度的基础设施投资与完善的公共卫生战略

① BAGGOTT R,LAMBIE G. "Enticing case study" or "celebrated anomaly"? Policy learning from the Cuban health system[J]. The international journal of health planning and management,2018,33(1):212-224.

② Anon. Cuba:health lessons not under embargo[J]. The lancet,2015,385(9962):2.

③ COOPER R S,KENNELLY J F,ORDUÑEZ-GARCIA P. Health in Cuba[J]. International journal of epidemiology,2006,35(4):817-824.

④ PAGLICCIA N,PÉREZ A A. The Cuban experience in public health:does political will have a role? [J]. International journal of health services:planning,administration,evaluation,2012,42(1):77-94.

⑤ ETIENNE C F. Cuba aims for universal health[J/OL]. Pan American journal of public health,2018,42:1-2[2023-01-13]. https://iris. paho. org/bitstream/handle/10665. 2/34908/v42e642018. pdf?sequence=1&isAllowed=y. DOI:10. 26633/RPSP. 2018. 64.

⑥ ABIYEMI B A. Health for all:lessons from Cuba[J]. Perspectives in public health,2016,136(6):326-327.

相结合,使古巴民众的健康状态达到了可与发达国家民众相媲美的健康状况①。Baggott 等认为,政治制度、文化和经济发展水平不同的国家,在思想和方法方面可以相互借鉴,古巴的公共卫生系统本身就是以其他国家(例如英国国民健康服务体系等)的经验教训为基础建立的②。

1.3.3.3 公费医疗制度的实行有利于国际关系的发展

公费医疗制度的建立,不仅对全民健康水平产生有益影响,还会在国际关系方面起到良好的推动作用。例如,古巴在生物技术方面尤其是生物制药领域投入了大量资金,建立了强大的基础设施,创造了可观的出口收入,被誉为"发展中国家羡慕的对象"③。有的学者高度赞扬古巴在部分国家特别是第三世界国家产生医疗危机时作出的贡献,甚至主张提名古巴获诺贝尔和平奖④,可见古巴医疗卫生事业对提升国际形象和促进国际交往所作出的贡献。

1.3.4 关于中国实行公费医疗制度的争论

1952 年,我国颁布《政务院关于全国各级人民政府、党派、团体及所属事业单位的国家工作人员实行公费医疗预防的指示》,开始对干部、职工实行公费医疗制度。其后,国家通过改革经费管理模式、实行医疗费与个人挂钩、加强公费医疗配套制度等措施,对公费医疗制度进行不断调整,公费医疗制度适用范围限于部分中央机关及直属机构的工作人员、部分直属高校教职工及学生等。对于我国是否可以实行公费医疗制度,学界仍存在争论。以下内容主要从支持中国实行公费医疗制度和反对中国实行公费医疗制度以及对"神木模式"争论的观点出发,进行论述。

---

① COOPER R S, KENNELLY J F, ORDUÑEZ-GARCIA P. Health in Cuba[J]. International journal of epidemiology,2006,35(4):817-824.

② BAGGOTT R, LAMBIE G. "Enticing case study" or "celebrated anomaly"? Policy learning from the Cuban health system[J]. The international journal of health planning and management,2018, 33(1):212-224.

③ 同①.

④ FEINSILVER J M. Healing the masses: Cuban health politics at home and abroad[M]. Berkeley: University of California Press,1993.

1.3.4.1　支持中国实行公费医疗制度

针对当前的医疗模式和未来的发展需求,巴德年认为,中国有关部门应该尽早制定并通过涉及国民健康保障的相关法律法规,制定出全面实行免费基本医疗的方案和实施办法,这是所有医疗战线工作者所希望的[①]。有学者指出,2020 年抗击新冠疫情为推动全面免费医疗改革提供了良好的契机,我国推行全民免费医疗的时机已成熟。钟东波认为,医院改革的关键是破除逐利性、回归公益性,因此政府应作出精准、系统、有效的制度安排[②]。马安宁等认为,我国实行全民基本免费医疗保障制度不仅在政治、经济等领域存在必要性,还在筹资机制和经验借鉴等方面具有可行性,因此需要在保障制度持续性、确定适宜筹资比例、规避道德风险和保证医疗效率质量等方面实施针对性策略,以推动全民基本免费医疗健康中国梦的实现[③]。江宇认为,医疗改革要拓展到维护人民健康、建设人力资源强国、实现人民健康和经济社会协调发展的高度,国家医疗服务制度模式是最有效、最符合中国国情的医疗保障模式,也是解决人民看病难、看病贵问题成本最低、最有效的办法,中国完全有条件实现免费医疗[④]。

1.3.4.2　反对中国实行公费医疗制度

针对我国历史上实行的公费医疗制度,许多学者持批判态度。有学者认为,公费医疗制度具有福利性质,并且医疗卫生服务的覆盖面较窄,因此如果没有完善的执行措施来指导并制约这种医疗制度,有可能会造成医疗卫生服务资源被滥用的可能,从而导致医疗费用的上升,造成国家医疗资源的浪费[⑤⑥]。

对于医疗服务资源可能被滥用的问题,部分学者认为这是公费医疗制度落实的问题,并非公费医疗制度本身的问题,我国公费医疗制度的落实尚

---

①　巴德年.健康中国与医改十年[J].经济导刊,2019(12):46-49.

②　钟东波.破除逐利机制是公立医院改革的关键[J].中国卫生政策研究,2015,8(9):1-5.

③　马安宁,张建华,高润国.全民基本免费医疗才是医改的"中国梦"[J].中国卫生资源,2015,18(3):150-152.

④　江宇.中国"免费医疗"的可能道路[J].记者观察,2013(12):35-37.

⑤　张柔玲.公费医疗、社保医疗与自费病人住院费用的比较[J].中国卫生统计,2006,23(3):248-249.

⑥　陶征,李连喜.社会医疗保险制度对糖尿病患者住院费用的影响研究[J].中国医院统计,2004,11(3):222-224,227.

存在不足。张苗认为,公费医疗制度没有得到公平体现的原因是当国家实行公费医疗制度时,医疗卫生服务的覆盖范围比较局限,只有少数国家机关和事业单位人员享有公共医疗卫生服务,而大多数的农村人口及普通群众没有得到医疗卫生服务的保障,这种情况将会间接导致"一人公费、全家医疗""小病大医、点名要药"等种种不正之风在社会上蔓延甚至存在骗用公费医疗的情况[①]。廖保平认为,国家财政基础差、医疗费用增长过快与国家财力之间存在矛盾[②]。刘新明认为,医疗机构补偿机制先天不足,容易出现因经济压力导致的过度医疗浪费公费医疗经费的现象[③]。

韩中明等认为,公立医院的资金流转机制不健全,公立医院的经费不是全部由国家财政拨款,所以存在经费压力。公立医院有时会被迫进行逐利性的医疗活动,例如过度医疗,而政府对于这种主观的过度医疗并没有完善的约束机制。[④] 池景泉等认为,如果三级诊疗体系不健全,则多数患者将会涌向大型医院等医疗机构。大型医院等医疗机构若没有科学的预防保健和预诊机制,很可能会导致医疗资源浪费等情况的产生。[⑤] 除此之外,刘新明认为,我国财政收入水平相对较差,某种程度上也是制约公费医疗制度在全民范围内落实的重要原因[⑥]。

综上所述,反对中国实行公费医疗制度的学者认为,如果能建立覆盖范围广、由专项财政拨款且健全的三级诊疗体系,那么公费医疗制度的问题也将迎刃而解。

1.3.4.3 围绕"神木模式"的争论

1."神木模式"的起源

2009 年起陕西省神木县开始实行全民免费医疗,这一消息在媒体从业者和医疗改革方面的科研人员群体中引起广泛关注,并且作为一种典型改

---

① 张苗.公费医疗 红色记忆[J].中国社会保障,2019(Z1):20-21.

② 廖保平.公费医疗改革应从何入手[J].小康,2013(1):107.

③ 刘新明.对我国公费医疗制度及其改革的哲学思考[J].中国卫生经济,1991,10(3):22-24,27.

④ 韩中明,高绪兰,王兴久.公费医疗改革的出路是建立适应市场经济的社会医疗保险[J].中国卫生事业管理,1995(11):590-592.

⑤ 池景泉,刘新霞,梁德英,等.高校公费医疗超支的原因与对策[J].保健医学研究与实践,2007,4(2):82-84.

⑥ 同③.

革行为引起了各级政府的重视①。"神木模式"并不属于公费医疗制度,但其秉持的是免费、平等的医疗保障思想,这引发了国内关于免费医疗的一次热议。《神木免费医疗疑似大跃进》《医疗需要保障而非免费》《陕西神木县免费医疗致医院爆满 惠民政策遇尴尬》等批评文章随之而来,许多重点媒体进行跟踪报道,《京华时报》《大众日报》等各大报纸加入了这场关于免费医疗的讨论之中,大家关注的焦点主要在于财政资金的来源与支出问题②。

2. "神木模式"存在的问题

许多学者指出,"神木模式"的全民免费医疗并没有从根本上改变医疗制度,只是一种保障水平较高、对人民群众全面覆盖的医疗保险,并不属于公费医疗制度范畴。朱恒鹏等指出,虽然神木县的全民免费医疗提高了保障率,但从资金来源方面考虑,在花费上可能存在相关的管理问题③;按照计算得到的数值,"神木模式"的实行需要新增1.5倍的财政医疗投入,在现有的财政税收体制下,这样的改革明显是不可行的④。"神木模式"的全民免费医疗的特色之处在于其医疗服务体系已经实现了"管办分开",陕西省神木县基本通过民营化、市场化的方式来进行医疗机构的运营⑤。但是,崔中波认为,只要医疗机构等硬件设施及患者素质有一项没达到要求,全民免费的医疗制度便不可能实行,何况政府也没有能力对患者进行合理的分配以形成合理的诊疗体系,看病难、看病贵问题依然无法解决⑥。何秋月等通过对医疗体系的各个层面进行分析,发现无论是从政府、医疗机构,还是患者方面,都无法得到"神木模式"可持续的例证,认为这种免费医疗模式的可行

① 顾昕,朱恒鹏,余晖."全民免费医疗"是中国全民医保的发展方向吗?:神木模式系列研究报告之一[J].中国市场,2011(24):7-11.
② 何秋月,邓志平.基于公共管理视角的"全民免费医疗"可持续性研究:以神木县医疗保障体系为例[J].理论导刊,2011(3):20-22.
③ 朱恒鹏,顾昕,余晖."神木模式"的可持续性发展:"全民免费医疗"制度下的医药费用控制:神木模式系列研究报告之三[J].中国市场,2011(33):3-7.
④ 同①.
⑤ 顾昕,朱恒鹏,余晖."神木模式"的三大核心:走向全民医疗保险、医保购买医药服务、医疗服务市场化:神木模式系列研究报告之二[J].中国市场,2011(29):4-8.
⑥ 崔中波.神木县"全民免费医疗"看上去很美[EB/OL].(2009-05-18)[2023-01-21].http://views.ce.cn/view/gov/200905/18/t20090518_19098819.shtml.

性、可推广性都缺乏必要的论证①。

3."神木模式"的启示

对于"神木模式",有学者从中看到了积极的方面。张占斌等认为,"神木模式"的实行最大限度地秉持了公益性的医疗卫生思想,其出发点是为了减轻群众负担,让人民群众共享发展成果,这种想法符合财政资金用之于民的理念②。白娅娅等认为,通过对"神木模式"中政府在各项事务中具体做法的分析,可以发现政府遵循了以人为本、为人民服务等理念③。李玲认为,"神木模式"启示我们,虽然我国人口众多,但是以我们今天的国力,是有可能提供全民免费医疗的,例如陕西省神木县用人均 300 元的支出做到了免费医疗④。

国内许多学者都对免费医疗思想进行讨论,例如熊先军针对某些学者提出全民免费医疗是《中华人民共和国宪法》题中应有之义,并从公民权利和国家责任两个角度展开研究,认为发展医疗保险事业是《中华人民共和国宪法》规定的国家责任,是公民生病时享受"获得国家和社会物质帮助"权利的途径之一,但不能认为《中华人民共和国宪法》规定了国家有发展全民免费医疗的责任⑤。庄俊明从制度经济学层面分析认为,全民免费医疗制度的优势在于医疗资源分配的公平性和政府在医疗资源配置中作用的发挥,其缺点是可能会浪费很多医疗资源,并且使政府在公共物品管理方面的效率降低⑥。可以说,免费医疗一词是不贴切的,也是不科学的,以高保障性和公平性为目标的公费医疗制度将更好地解决全民免费医疗面临的筹资、服务等方面的问题。

---

① 何秋月,邓志平.基于公共管理视角的"全民免费医疗"可持续性研究:以神木县医疗保障体系为例[J].理论导刊,2011(3):20-22.

② 张占斌,杨雪冬.神木医改:"全民免费"的政策输赢[J].决策,2009(6):56-58.

③ 白娅娅,冯飞.我国地方政府行政途径应用研究:以神木县"全民免费医疗"为例[J].管理观察,2015(2):17-19,22.

④ 李玲.民生保障:新中国经验 vs 市场化教训[EB/OL].(2015-08-10)[2023-01-12].http://www.wyzxwk.com/Article/shidai/2015/08/349272.html.

⑤ 熊先军.全民免费医疗没有宪法依据[J].中国社会保障,2014(4):84.

⑥ 庄俊明."全民免费医疗"制度的优劣评析[J].市场论坛,2017(1):31-32.

1.3.5　社会主义国家古巴公费医疗制度研究

古巴与我国同为社会主义国家,且人均 GDP 与我国相近(2020 年古巴人均 GDP 为 9 477 美元(1 美元≈7.214 8 人民币),中国人均 GDP 为 10 434 美元[①],由此可认为古巴在政治制度、经济社会发展水平等方面与我国有相似之处。在医疗保障制度方面,古巴的公费医疗制度建设无疑是出色的[②]。许多学者尤其是国外学者针对古巴的医疗保障制度进行了较为深入的研究,下文着重讨论古巴公费医疗制度实施的具体情况。

1.3.5.1　古巴如何以较低的经济发展水平取得领先的国民健康成就

从以往经验来看,经济发展水平是决定国民健康的一个重要因素,但对古巴而言这并不符合预期关系。通常认为一个国家的经济发展水平与国民健康水平存在着正向的关系,但对于古巴来说,其经济发展水平虽然相对落后,但是国民健康水平却处于世界前列。有研究表明,古巴在贫困国家所面临的公共卫生和公共医疗等关键领域都取得了成功[③]。古巴在经济水平相对落后的情况下医疗卫生领域能够取得突出成绩的原因主要有以下三个方面。

1. 古巴对实施公费医疗制度的强烈政治意愿

很多学者认为,政治意愿能够决定一个国家的发展规划。Pagliccia 等认为,很多国家都忽视了政治意愿在公共卫生方面的作用,古巴的政治意愿是把推动公共卫生部门的行动作为最终目标[④]。Etienne 认为,国家公共卫生系统建立的关键及成就在于一个国家的政治意愿,在于国家发展战略中是否优先考虑了公共卫生问题。古巴政府的优先发展次序表现在,古巴政府以强有力的领导以及国家、省级和地方部门参与的决策机构为基础,为各级诊疗的技术与创新提供了充分的资金,在医疗开支上远超泛美卫生组织

---

① 资料来源:世界银行数据库。

② Anon. Cuba:health lessons not under embargo[J]. The lancet,2015,385(9962):2.

③ COOPER R S, KENNELLY J F, ORDUÑEZ-GARCIA P. Health in Cuba[J]. International journal of epidemiology,2006,35(4):817-824.

④ PAGLICCIA N,PÉREZ A A. The Cuban experience in public health:does political will have a role? [J]. International journal of health services:planning,administration,evaluation,2012,42(1):77-94.

建议的 6％。① 以 2016 年为例,古巴将 GDP 的 10.9％直接用于医疗系统,人均每年约 860 美元。虽然古巴的经济基础相对薄弱,但是古巴政府在医疗系统的投入比例与 OECD 国家(2016 年,OECD 国家投入 GDP 的 10.1％用于医疗系统)相当。② Abiyemi 认为,相对于重要的财政资源,全民健康覆盖更依赖于政府将全民健康变为现实的意愿③。与发达国家不同,古巴在初级诊疗缺乏技术和设施的情况下,依然致力于医疗设备的现代化。古巴已将核磁共振技术应用于 48 家二级医院,并将超声和内窥镜技术应用于综合诊所,诸如透析和器官移植等成本较高的治疗手段得到了广泛应用。Cooper 等认为,适度的基础设施投资与完善的公共卫生战略相结合,使古巴民众达到了可与发达国家民众相媲美的健康状况④。Baggott 等认为,即使政治制度、文化和经济发展水平均不同的国家,公共卫生政策也可以相互借鉴,古巴的公共卫生系统本身就是以其他国家(例如英国国民健康服务体系等)的经验教训为基础建立的⑤。

2. 古巴具有较低的收入不平等程度

无论卫生支出水平如何,不平等程度最低的社会一般都拥有相对较好的卫生成果⑥。有学者认为,人均收入的相对平等有助于国民整体健康水平的提高。1991 年苏联解体后,经济危机对古巴的许多方面都造成了严重破坏,但对其健康指数的影响却相对较小,而且是短暂的,这进一步表明仅凭经济指标很难预测一个社会的人民健康状况。2017 年,美国的人均预期寿命为 78.5 岁,古巴的人均预期寿命为 79.9 岁⑦。Cooper 等通过人均预期寿

---

① ETIENNE C F. Cuba aims for universal health[J/OL]. Pan American journal of public health, 2018,42:1-2[2023-01-13]. https://iris. paho. org/bitstream/handle/10665. 2/34908/v42e642018. pdf? sequence=1&isAllowed=y. DOI:10. 26633/RPSP. 2018. 64.

② 资料来源:世界银行数据库。

③ ABIYEMI B A. Health for all:lessons from Cuba[J]. Perspectives in public health, 2016, 136(6):326.

④ COOPER R S, KENNELLY J F, ORDUÑEZ-GARCIA P. Health in Cuba[J]. International journal of epidemiology,2006,35(4):817-824.

⑤ BAGGOTT R,LAMBIE G. "Enticing case study" or "celebrated anomaly"? Policy learning from the Cuban health system[J]. The international journal of health planning and management,2018, 33(1):212-224.

⑥ KIRK J M. Alternatives:the Cuban (alternative) approach to health care[J]. Studies in political economy,2017,98(1):71-81.

⑦ 资料来源:世界银行数据库。

命统计,美国作为发达国家在人均预期寿命指标上反而不如欠发达国家古巴的人均预期寿命,认为极端贫困的相对缺乏可以解释这种反常现象,极端贫困的比例是与健康状况不佳最相关的经济指标,而这有可能扰乱 GDP 对国民健康状况的影响,因而古巴人均收入不平等程度很低,在一定程度上却带来了较高的国民健康水平[①]。作为对比,2016 年美国的基尼系数为0.415,超过收入分配不平等的警戒线 0.4[②]。美国的基尼系数表明,美国正处于收入分配不平等的警戒状态。张维认为,美国虽然一直在为实现政府全民医保而努力,但是其失败的原因来自雇主和医疗产业各资本方的集结[③]。美国的医疗保险制度会使低收入人群负担不起高额的保险费用。在美国,医疗费用的不断升高成为提高国民健康水平的阻碍。

3. 古巴具有社会主义的政治基础

一部分学者认为,古巴的社会主义政治氛围为医疗卫生事业的发展创造了条件,而另一部分学者认为,古巴医务人员工资水平相对较低而导致的人才流失影响了古巴医疗卫生事业的发展。古巴几十年来一直提供高质量的医疗服务,与资本主义国家不同,古巴作为社会主义国家,一直保持着社会主义制度,并对所有人提供免费的医疗支持。Kirk 指出,一方面,以古巴的医务人员培养为例,这些医务人员是在社会主义社会长大的,虽然经济条件相对困难,但是他们从幼儿园开始就接受教育,这使他们始终相信为社会谋福利和集体利益高于个人利益的重要性。另一方面,古巴的医务人员工资(每月 80～120 美元)是全国平均水平的 4 倍,但是仍然远远低于许多个体经营者和从事旅游业的人,这导致一些医务人员离开祖国。[④]

1.3.5.2　古巴如何在面临制裁情况下实现医疗保障体系的发展

1959 年古巴革命之后,古巴被冠以"随意妄为"的名号,受到各种言辞上

---

①　COOPER R S,KENNELLY J F,ORDUÑEZ-GARCIA P. Health in Cuba[J]. International journal of epidemiology,2006,35(4):817-824.

②　同①.

③　张维.美国医改的政治经济分析:历史视角兼论对中国医改的启示[J].政治经济学评论,2016, 7(1):190-213.

④　KIRK J M. Alternatives:the Cuban (alternative) approach to health care[J]. Studies in political economy,2017,98(1):71-81.

的诋毁,同时在军事和经济上也受到了以美国为首的全方位的国际制裁①。在经济全球化的大背景下,古巴是如何在严峻的制裁下建立了医疗保障体系并取得了优秀的卫生健康成绩,进而能利用本国医疗卫生资源作为手段改善国际关系,这是许多学者所关心的问题。古巴的公费医疗制度能为其他国家发展公费医疗制度提供重要借鉴。

1. 古巴医疗保障体系发展面临的国际环境

在 1960 年之前的几十年里,国外的经济支持帮助古巴实现了人均预期寿命的提高,尽管当时古巴的人均预期寿命落后于美国和加拿大,但却远超其他拉美地区②。但是在革命胜利后的 1961 年,古巴一半的医生都去了美国,古巴国内医生数量大大减少,当时在哈瓦那只有一所医学院,且其中绝大多数教授都已离开。经过几十年的发展,截至 2017 年,古巴有教学医院 21 家,医生 87 982 人(其中家庭医生 12 883 人),平均每名医生服务 127 名患者。美国的禁运政策严重限制了对外贸易,至今仍导致古巴只能从第三国购买昂贵的设备和药品。③ 但也就是从那时起,古巴高度依赖苏联等社会主义国家。到了 1983 年,古巴 80% 的药物供应都是用从苏联和欧洲一些国家进口的化学原料生产的。④ 之后随着苏联解体和欧洲共产主义制度崩溃,重要的粮食和石油等进出口大幅下降,古巴经济缩水超过 1/3。1989—1993 年,这几年是古巴的特殊时期⑤,此时古巴人民的健康状况受到严重影响,成人热量摄入减少 40%,新生儿体重不足(<2 500 g)比例增加 23%,孕妇贫血普遍,手术次数减少 30%,古巴的总死亡率上升了 13%⑥。Kirk 认为,古巴对疾病预防和初级卫生保健的重视是在美国贸易禁运和进口受限

① COOPER R S, KENNELLY J F, ORDUÑEZ-GARCIA P. Health in Cuba[J]. International journal of epidemiology,2006,35(4):817-824.
② DRAIN P K,BARRY M. Fifty years of U. S. embargo:Cuba's health outcomes and lessons[J]. Science,2010,328(5978):572-573.
③ KIRK J M. Alternatives:the Cuban (alternative) approach to health care[J]. Studies in political economy,2017,98(1):71-81.
④ 同②.
⑤ BAGGITT R,LAMBIE G. "Enticing case study" or "celebrated anomaly"? Policy learning from the Cuban health system[J]. The international journal of health planning and management,2018,33(1):212-224.
⑥ DRAIN P K,BARRY M. Fifty years of U. S. embargo:Cuba's health outcomes and lessons[J]. Science,2010,328(5978):572-573.

期间被迫培养出来的①。Bristow 等指出，古巴在全球公共卫生领域和在国际社会中发挥重要作用，古巴在公共卫生领域取得的成就受到世界欢迎，这对全球公共卫生的发展至关重要②。Fitz 指出，古巴竭力与拉美国家合作，以满足彼此的医疗卫生需求。海地地震后，古巴为海地提供了最快、最专业的紧急援助，但在西班牙的主流报纸中却没有提到古巴的贡献，福克斯新闻批评古巴没有提供援助，但事实上，古巴医生一直在海地人居住的社区里为他们治疗。③

2. 注重国际合作的古巴医疗保障体系

在对外援助方面，由于自身经济资源有限，古巴很少能负担得起直接的物质援助，但 1961 年古巴采取了一项依赖人力资源的战略，即向世界上一些贫穷的国家派遣医生④。该方案最初以非洲为目标，现在古巴已向全球52 个国家派遣过医生、护士等专业人员⑤。Fitz 指出，当埃博拉病毒在西非蔓延时，古巴是第一个提供援助的国家，古巴向塞拉利昂共和国派遣了 103名护士和 62 名医生作为志愿者⑥。

古巴是国际医学教育的主要提供者。哈瓦那的拉丁美洲医学院是世界上注册学生最多的医学院，该校 2013 年招收了来自 110 个国家约 19 550 名学生，且每年向许多需要帮助的第三世界国家的学生提供免费奖学金。⑦ 另外，古巴也是一个重要的医疗供应国⑧。Keck 等指出，20 世纪初古巴向国际各国提供的医疗服务资金已达 3 亿美元，古巴通过向寻求援助的国家收取

① KIRK J M. Alternatives：the Cuban (alternative) approach to health care[J]. Studies in political economy，2017，98(1)：71-81.

② BRISTOW C C，KLAUSNER J D. Cuba：defeating mother-to-child transmission of syphilis[J]. The lancet，2015，386(10003)：1533.

③ FITZ D. Cuba's medical mission[J]. Monthly review，2016，67(9)：54.

④ DRAIN P K，BARRY M. Fifty years of U. S. embargo：Cuba's health outcomes and lessons[J]. Science，2010，328(5978)：572-573.

⑤ COOPER R S，KENNELLY J F，ORDUÑEZ-GARCIA P. Health in Cuba[J]. International journal of epidemiology，2006，35(4)：817-824.

⑥ 同③.

⑦ KHOSRAVI M. Cuban healthcare system：a strategic model for the resistive economy[J]. International journal of resistive economics，2016，4(4)：72-82.

⑧ BAGGOTT R，LAMBIE G. "Enticing case study" or "celebrated anomaly"? Policy learning from the Cuban health system[J]. The international journal of health planning and management，2018，33(1)：212-224.

费用来获得经济支持,利用医疗保健作为出口产品的手段,成为世界医疗保健市场的先驱①。古巴曾将自己的医疗保障产品出口到乌克兰,救治了许多重伤或患有慢性疾病的人②。

有学者认为古巴医疗系统的国际合作对古巴的外交关系起着积极影响,并赞扬古巴在部分国家特别是第三世界国家产生医疗危机时作出的贡献。古巴在全球卫生和在国际社会中发挥着日益重要的作用,古巴的医疗卫生事业对全球医疗卫生事业的发展至关重要。2015年古巴与美国恢复外交关系也与二者在医疗卫生事业方面的合作有很大关联。③

1.3.6 其他国家的医疗制度改革研究

1.3.6.1 政府医疗保险制度改革为公费医疗制度的原因

近几十年来,许多发达国家通过医疗制度改革等途径将政府医疗保险制度转变为公费医疗制度。许多学者探究了一些发达国家改革的原因,主要有以下几方面:① 医疗卫生方面的不平等,包括地区间医疗的不平等和贫富人群医疗待遇间的不平等;② 医疗服务机构和社保机构分散化、碎片化的管理导致的效率低下;③ 政府医疗保险制度中市场机制的引入提高了医疗费用并可能引起剥削的产生。④ 首先,在医疗卫生不平等方面,以意大利为例,有学者认为,意大利医疗制度改革前面临的关键问题是地区发展的不平等,意大利北部和中部地区在体制、组织和专业方面的发展基本能够达到要求,而南部地区则落后很多⑤。瑞典改革前的医疗卫生体系结构和资源的地理分布极不平衡,不富裕地区和农村地区的医疗保障水平明显落后;医疗保

① KECK C W,REED G A. The curious case of Cuba[J]. American journal of public health,2012,102(8):13-22.

② FITZ D. Cuba's medical mission[J]. Monthly review,2016,67(9):54.

③ BRISTOW C C,KLAUSNER J D. Cuba:defeating mother-to-child transmission of syphilis[J]. The lancet,2015,386(10003):1533.

④ MODI N, CLARKE J, MCKEE M. Health systems should be publicly funded and publicly provided[J]. British medical journal,2018,362(8167):k3580.

⑤ FERRE F,DE BELVIS A G,VALERIO L,et al. Italy:health system review[J]. Health systems in transition,2014,16(4):1-168.

障没有实现全民覆盖,并由此产生了许多矛盾。[①] 随着公费医疗制度的建立,政府确立了包括维护人的尊严、满足人的卫生需要、团结一致的指导原则,保证了每个人(不论其收入或居住地点)都有平等获得同一水平医疗服务的机会,并能够制订疾病预防计划、控制卫生支出,保证医疗制度由全体公民决定[②]。其次,在医疗服务机构分散化导致的效率低下方面,以瑞典为例,主要问题在于瑞典改革前卫生保健网络组织不足,且相关负责部门数量众多,瑞典 53 个不同部门承担着卫生保健责任,部门之间的不协调导致初级卫生医疗和预防医疗严重落后并与医疗网络脱节[③]。最后,政府医疗保险制度中市场机制的引入提高了医疗费用,在某种层面上导致了剥削的产生[④]。公费医疗制度能很好地解决以上三个方面的问题,瑞典、意大利等发达国家因此逐步转变为公费医疗制度。

1.3.6.2 公费医疗制度国家的自身改革

英国的公费医疗制度面临着市场化改革的挑战。近些年在公费医疗制度的基础上,英国政府对公费医疗制度进行了持续改革。这些改革包括扩大使用私立医院提供的服务;通过费用转移办法对国家卫生服务系统医院实行更自主管理;引入患者对医院进行选择的做法;等等。[⑤] 针对上述改革措施,许多研究者提出了反对意见。Leavey 等的研究表明,市场机制只有在消费者能够作出理性决策的情况下才有效,盲目引入市场机制将会影响资金使用效率。况且很少有人会按照经典市场模型规律行事,这决定了普通医生的选择在很大程度上是基于便捷和个人习惯,而不是基于理性评估。[⑥] Burki 认为,一方面,大部分证据表明商业利益集团参与医疗行业是为了赚

① BERNAL-DELGADO E,GARCIA-ARMESTO S,OLIVA J,et al. Spain:health system review [J]. Health systems in transition,2018,20(2):1-179.

② FERRE F,DE BELVIS A G,VALERIO L,et al. Italy:health system review[J]. Health systems in transition,2014,16(4):1-168.

③ ANELL A, GLENNGÅRD A H, MERKUR S. Sweden:health system review [J]. Health systems in transition,2012,14(5):1-159.

④ MODI N,CLARKE J,MCKEE M. Health systems should be publicly funded and publicly provided[J]. British medical journal,2018,362(8167):k3580.

⑤ BOYLE S. United Kingdom (England):health system review[J]. Health systems in transition,2011,13(1):1-483.

⑥ LEAVEY R,WILKIN D,METCALFE D H. NHS review:consumerism and general practice[J]. British medical journal,1989,298(6675):737-739.

钱,私有化和商业化的想法与国民健康服务理念背道而驰。但另一方面,英国公费医疗制度面临资金紧缺的压力也是不争的事实。2009年和2010年,英国公费医疗实际资金每年增长1%~4%,而1948年以来每年增长3%~7%。① Pollock等认为,在过去30年里,我们看到了对建立公费医疗制度的政治共识的违背。如果公费医疗制度要在未来70年继续存在,就需要进行很多改变;我们需要就这些变化达成一致,并制订一个长期的财政计划。② Mossialos等认为,采取公费医疗制度的方法不是"精神懒惰",而是经过深思熟虑的分析后,得出公费医疗制度是合理的;但要把英国的医疗保健带入21世纪,需要投资、能力、诚信和远见,而不是罚款、分散化和市场化③。

1.3.7　对现有研究的述评

公费医疗制度、政府医疗保险制度和商业医疗保险制度作为当今的三大医疗保障制度,由于其制度内在的资金来源和服务提供方式不同,每种医疗保障制度都有各自的特点与倾向。综合比较而言,公费医疗制度更具有优越性,它具有更高的公平性、更低的医疗运行成本,在最大程度上减小了剥削产生的可能性。越来越多的国家通过医疗制度改革转向公费医疗制度,这从侧面说明了公费医疗制度的优越性。

新中国成立以来,我国的医疗保障制度在不断发展、变化。随着改革开放后医疗卫生领域市场机制的不当引入,看病难、看病贵问题由此产生。2003年,伴随我国医疗改革的不断深入,看病难、看病贵问题得到一定程度缓解,但仍然无法满足人民群众对健康的需求。国内外学者对中国医疗制度发展改革的历史以及存在的问题进行了深入研究。一方面,我国医疗卫生领域市场机制的引入激发了医疗机构群体的逐利动机,产生了哄抬药价、过度医疗等方面的问题;另一方面我国医疗保障制度覆盖面不广、保障力度不够,共同加重了人民群众的医疗负担。

① BURKI T. From health service to national identity:the NHS at 70[J]. The lancet,2018,392(10141):15-17.

② POLLOCK A,MACFARLANE A,KIRKWOOD G,et al. No evidence that patient choice in the NHS saves lives[J]. The lancet,2011,378(9809):2057-2060.

③ MOSSIALOS E,MCGUIRE A,ANDERSON M,et al. The future of the NHS:no longer the envy of the world? [J]. The lancet,2018,391(10125):1001-1003.

　　对于我国医疗保障制度改革的方向,一部分学者认为,公费医疗制度将导致我国医疗资源浪费、医疗费用上涨,没有完善的约束机制和分级诊疗制度,公费医疗制度将无法真正实行;另一部分学者认为,公费医疗制度有着明显的制度优势,我国医疗改革的方向就是建立覆盖面广、自付率低、注重公平、破除逐利性、实行分级诊疗策略的医疗制度,这样便能充分利用公费医疗制度的优势。公费医疗制度真正的优势何在,我国实行公费医疗制度的条件是否成熟,实行公费医疗制度是否是我国医疗制度改革的最优解,这些将是本书要解答的问题。

1.4　研究方法、内容及路线

1.4.1　研究方法

1.4.1.1　比较研究法

　　比较研究法是本书的主要研究方法之一。公费医疗制度和商业医疗保险制度、政府医疗保险制度等存在显著区别,比较研究法可以彰显公费医疗制度相对于其他类型医疗制度的巨大优势。本书通过对公费医疗制度、商业医疗保险制度、政府医疗保险制度三者进行优劣分析,对比得到公费医疗制度在中国实行的优势、重要性和意义。比较研究法主要分为两个类型的比较,一种类型是不同国家之间的对比(横向对比),主要研究实行公费医疗制度的国家和实行其他医疗制度的国家的参数差异;另一种类型是历史时期对比(纵向对比),主要研究同一个国家在进行公费医疗制度改革前后,其各项医疗制度参数随着医疗制度改革变化的情况。

1.4.1.2　量化分析法

　　研究我国在当前的政治、经济、医疗资源情况下公费医疗制度是否可行,需要对财政支出、政策制定、预期效果等方面进行量化评估,通过对已有数据进行分析,从量化角度提出更接近实际情况的建议。本书根据从数个权威数据库取得的翔实数据,基于国外学者的研究经验建立了合理可行的评估标准,并由此对公费医疗制度的优越性进行评价。本书针对公费医疗制度在我国实施的可行性进行量化评估,最终从量化角度说明了实施公费医疗制度是我国医疗保障制度发展的时代选择。

1.4.1.3 文本研究法

研究我国医疗保障制度的改革方向,必然要涉及我国医疗保障制度的历史沿革。我国医疗保障制度的历史沿革一方面包括与我国医疗保障制度相关的马克思主义经典著作内含的医疗卫生理论,以及马克思主义中国化的医疗卫生理论;另一方面包括我国医疗保障制度本身的发展与改革历程,这两部分内容均涉及大量的经典著作与历史资料。在通过互联网、图书馆等途径查阅大量文献的同时,也需要对查阅到的文献借助文本研究法进行分析,从中提取出相关的观点、背景、含义与引申等要素,进一步为本书的医疗保障制度研究提供理论支撑与现实依据。

1.4.1.4 理论联系实际的方法

研究我国医疗保障制度的改革方向,需要将医疗保障制度相关理论与我国的经济、政治、医疗资源、历史背景等实际情况联系起来,从而针对我国的实际情况进行医疗保障制度改革的优势分析,并从可行性和实践路径等方面得出相关结论。在研究中需要通过理论联系实际的方法,将医疗卫生理论、医疗保障制度评价理论、相关学者的研究进展与我国的实际情况相结合,注重政策落地,不做"一刀切",从而得到最适合我国新时代实际情况的医疗保障制度改革方向。

1.4.2 研究内容

本书针对医疗保障制度问题,分析了医疗保障制度的理论基础,系统回顾了我国以及其他相关国家近年来的医疗保障制度改革,尤其对我国的医疗保障思想做了详细梳理。在此基础上,本书借助比较分析法对三种主要的医疗保障制度进行全面分析,从健康效益、经济效益、社会效益、政治效益等方面对各医疗保障制度的优势、劣势进行总结,得到公费医疗制度健康效益更好、成本更低、更加公平、更得人心的结论。本书根据我国的国情国力,对我国实行公费医疗制度的基础进行研究,从政治基础、经济基础、医疗资源基础、价值观基础等方面阐述了我国有基础、有能力实现全民覆盖的公费医疗制度,并针对公费医疗制度的实现路径展开研究。要实现我国的公费医疗制度改革可从制度、医院、人才、待遇、税收等方面着手,从而建立新时代中国特色的医疗保障制度。

1.4.3　研究技术路线

本书第 1 章主要介绍了研究新时代中国特色医疗保障制度的背景和意义以及研究现状;第 2 章介绍了相关的理论基础,对马克思主义理论、西方经济学中关于医疗保障的理论进行了阐述,分析了新中国成立后历代领导人的医疗卫生方略;第 3 章按照时间脉络介绍了我国在新中国成立初期(1949—1978 年)、改革开放以后(1979—2002 年)、医疗保障深入调整时期(2003—2011 年)、党的十八大以来(2012 年至今)等各个阶段的医疗保障制度及发展历史;第 4 章分析了三种医疗保障制度的优劣,介绍了实行公费医疗制度代表性国家的相关经验,并针对我国目前的国情国力,从政治、经济、医疗资源等方面进行了实行公费医疗制度的可行性分析;第 5 章根据第 4 章的内容结论,提出了我国实行公费医疗制度的实现路径以及相关的政策建议;第 6 章梳理本书的研究内容,得出研究结论,并总结本书研究存在的不足之处,为进一步的研究提出可借鉴思路。

1.5　研究创新点和不足

1.5.1　研究创新点

1.5.1.1　对公费医疗制度进行系统研究

本书通过查阅相关文献,梳理中国及其他实行公费医疗制度代表性国家的医疗卫生发展历程,借助典型案例分析、数据分析,力图对医疗卫生体制进行整体掌握。本书充分挖掘了实行公费医疗制度国家的优势与经验,对当代中国实行公费医疗制度的可行性及实现路径进行系统研究,提供符合中国国情的思路与方案。

1.5.1.2　对公费医疗制度进行全面、客观评价

国内支持中国全面实施公费医疗制度的学者不多,理论界和舆论界更多地强调公费医疗制度会造成体制内外人员的不公平,认为实施政府医疗保险制度更能解决看病难、看病贵问题。本书通过系统梳理、总结国内外相

关学术研究,结合实地调查,客观、全面地评估实施公费医疗制度的优点与存在的问题,指出全面实施公费医疗制度可以解决医疗服务不均衡、医疗花费过大等问题。

1.5.2 研究不足

(1)本书根据已有数据最大限度地对我国实施公费医疗制度的可行性进行探索,但判定医疗制度转变的可行性是一个复杂而艰巨的任务,本书讨论的内容是在假定框架下进行的,缺乏进一步的验证。此外,本书在讨论实施公费医疗制度的可行性时,只关注了在政治、经济、医疗资源、价值观基础等几个重要方面的可行性,对于其他方面的可行性没有详细提及,例如实施公费医疗制度时面对的地方机构改革问题、医护人员编制问题、地方财政支付问题、过渡期医疗系统维持问题等。

(2)由于医疗保障制度系统复杂、涉及面广,在未来的具体实现过程中,远远不是本书内容所能完全阐述清楚的。针对我国公费医疗制度的实现路径,需要从上而下统一部署,本书通过调研分析得到的建议,若要具体到基层落实,还需要更多、更实际的调查和统计。

第 2 章

新时代中国医疗保障制度改革与发展的理论基础

　　新时代中国医疗保障制度改革,需要坚持马克思主义的指导。马克思在劳动力再生产理论中论述的劳动力价值构成、社会运行中的医疗卫生理论是我们进行医疗制度改革的宝贵理论来源。新中国成立以来,我国以马克思主义医疗卫生理论为指导,结合我国的实际国情,建立了中国特色医疗卫生保障体系,这些医疗卫生领域的制度改革实践为我国当前医疗保障制度改革奠定了坚实基础,提供了宝贵经验。与此同时,我们应该对西方经济学中的部分医疗保障理论持批判借鉴态度。

2.1　马克思恩格斯列宁劳动力再生产理论中的医疗卫生理论及启示

医疗卫生问题并不是马克思主义经典著作关注的核心问题,但是其相关论述对于探讨社会主义制度下市场化导向的医疗服务,建设与完善"一切为了人民"的医疗卫生事业具有重要的启示意义。

2.1.1　劳动力再生产理论中的医疗卫生理论

劳动力再生产理论是马克思主义政治经济学的重要理论。劳动力再生产理论告诉我们,基本的医疗保障费用应当包含在工人的工资之中。但是,工人阶级之所以连基本的医疗需要都无法被满足,是因为资本主义社会是建立在剥削和压迫基础之上的,现实中,工人的工资实际上要小于工人在必要劳动时间里创造的价值。

2.1.1.1　工资应当包含基本的医疗保障费用

"根据唯物主义观点,历史中的决定性因素,归根结底是直接生活的生产和再生产。但是,生产本身又有两种。一方面是生活资料即食物、衣服、住房以及为此所必需的工具的生产;另一方面是人自身的生产,即种的繁衍。"[①]在这里,所谓的"人自身的生产",在资本主义社会的语境中,就是工人阶级,即劳动者的生产和再生产。对于劳动力的再生产,马克思指出,"劳动力的发挥即劳动,耗费人的一定量的肌肉、神经、脑等等,这些消耗必须重新得到补偿。支出增多,收入也得增多。劳动力所有者今天进行了劳动,他必须明天也能够在同样的精力和健康条件下重复同样的过程。"[②]当然,劳动力的再生产,不仅仅指劳动者本人的生产和再生产,也指劳动者所在阶级的生产和再生产,这对于巩固资本主义社会的阶级关系,维护资产阶级统治具有关键意义。马克思指出,"生产劳动力所必要的生活资料的总和,包括工人

---

① 中共中央马克思恩格斯列宁斯大林著作编译局.马克思恩格斯文集:第四卷[M].北京:人民出版社,2009:15-16.

② 中共中央马克思恩格斯列宁斯大林著作编译局.马克思恩格斯文集:第五卷[M].北京:人民出版社,2009:199.

的补充者即工人子女的生活资料,只有这样,这种独特的商品占有者的种族才能在商品市场上永远延续下去……教育费用……包括在生产劳动力所耗费的价值总和中。"①

所以,工人从资本家那里得到的工资所包含的价值,应当能够满足劳动者再生产的需要,应当由三部分构成:第一,劳动者个人需要的生活资料;第二,劳动者的家庭需要的生活资料;第三,教育劳动者本人获得相应劳动技能需要的物质和精神耗费。生产劳动力的过程,是使工人阶级长期存在,使资产阶级长期地剥削工人阶级。不同生产力水平、不同历史文化背景下的社会,劳动者生活下去并且能够参与社会分工体系中的具体物质和精神条件是不同的,于是,劳动力的实际价值也是不同的。当然,无论如何,根据资产阶级社会等价交换的基本原则,工人从资本家那里得到的工资,应当等于劳动力的价值,应当充分地包含以上三部分内容。如果工资低于劳动力的价值,低于"维持身体所必不可少的生活资料的价值",没有充分包含上述三部分的价值,"劳动力就只能在萎缩的状态下维持和发挥"②。遗憾的是,工人阶级就是在这种"萎缩"状态下勉强度日的,其中一个最典型的表现,就是工人得到的工资,无法支撑自己得到充分的医疗卫生保障。

医疗卫生保障,不是奢侈型消费,满足的也不是工人阶级除了基本生活生产需要以外的享受型需要,而是基本的生存需要。所以,作为劳动力价值的货币体现,工资理应包括这部分价值。但实际情况是,工人往往生活条件简陋,寿命相对较短,没有享受基本医疗保障的物质能力。究其根本原因,这是资本剥削本质的必然结果,资本家作为资本的人格化,很难对这样的现象进行深度的反思。对于资本家而言,降低工资是提高利润非常有效的方式。对此,马克思深刻地指出,"现代工业的全部历史还表明,如果不对资本加以限制,它就会不顾一切和毫不留情地把整个工人阶级投入这种极端退化的境地。"③这也意味着,如果等价交换原则真的得到了尊重和执行,按照马克思的观点,医疗保障的费用,作为维持工人阶级长期存在的生活资料,

---

① 中共中央马克思恩格斯列宁斯大林著作编译局.马克思恩格斯文集:第五卷[M].北京:人民出版社,2009:199-200.

② 同①201.

③ 中共中央马克思恩格斯列宁斯大林著作编译局.马克思恩格斯选集:第二卷[M].2版.北京:人民出版社,1995:90.

理应包含在工资之中,在资本主义社会,工人理应有能力享受到充分的医疗保障。

2.1.1.2　资本主义生产方式导致劳动者得不到基本医疗保障

马克思恩格斯在分析工人阶级生存境遇与健康条件时,蕴含着对资本主义社会中资本家处理工人医疗问题措施和态度的深刻批判。恩格斯在《英国工人阶级状况》中认为,现代社会(资本主义社会)是以资产阶级对工人阶级压迫为基础的,工人阶级"只是一部替一直主宰着历史的少数贵族做工的机器"[①]。工人阶级的悲惨健康条件只限于工人阶级自身,"在整个苏格兰,有六分之一的穷人患了热病,这种灾害由流浪的乞丐以惊人的速度从一个地方带到另一个地方,但是并没有影响到社会的中等阶级和上等阶级"[②]。恩格斯举这个例子想要说明的是,热病虽然具有极强的传染性,但是,对于统治阶级来说,他们有更好的能力去应对这种疾病。与之相对,工人阶级则处于极为悲惨的生存境地,经济方面极端贫困,健康方面疾病缠身、寿命缩短且得不到有效的救治。工人被当作赚钱的机器不断地被资本家剥取剩余价值,这使没有医疗保障的工人看不起病,工人的死亡率呈上升趋势。恩格斯对工人医疗状况得出的结论是:"他们只好根本不看病,或者求助于收费低廉的江湖医生和归根到底是害多利少的假药"[③]。这种情况下的结果是"除了过高的死亡率,除了不断发生的流行病,除了工人的体质注定越来越衰弱,还能指望些什么呢?"[④]正如恩格斯在《英国工人阶级状况》中所言,"工人阶级的状况是当代一切社会运动的真正基础和出发点,因为它是我们目前存在的社会灾难最尖锐、最露骨的表现"[⑤]。

恩格斯在《英国工人阶级状况》中,从经验和理论的层面剖析工人享受不到良好的医疗卫生服务这一现状,这不仅在于批判整个社会的医疗保障体系,更在于揭示医疗保障体系与整个社会的经济、政治和文化制度的深刻

---

① 中共中央马克思恩格斯列宁斯大林著作编译局.马克思恩格斯文集:第一卷[M].北京:人民出版社,2009:390.

② 同①413.

③ 中共中央马克思恩格斯列宁斯大林著作编译局.马克思恩格斯全集:第二卷[M].北京:人民出版社,1957:388.

④ 同①411.

⑤ 同①385.

关联,痛斥资本主义制度对工人阶级的无情剥削与压迫。所以,医疗保障问题不是孤立的,而是关乎着整个国计民生,是国家制度优劣与综合发展程度的直观呈现。

马克思在《1844年经济学哲学手稿》中认为,"工人生产的财富越多,他的生产的影响和规模越大,他就越贫穷……物的世界的增值同人的世界的贬值成正比。"①马克思这里讲的"贬值",直观上是指工人所拥有的财富值极低,最终不能维持正常的身体健康状态;本质上是指现代社会的阶级压迫,使工人不拥有实现自身发展与自我完善的能力。从表层上,这一论断渗透着马克思对资本主义社会保障体系(包括医疗保障体系)的批判;从深层上,这一论断更体现着马克思对资本主义剥削方式的揭露。帕森策夫在《马克思和恩格斯论保健的社会基础》中认为,资本主义社会为亿万无产者造成了这种只能勉强得到最必需的生活资料,而不可能健康和长寿的状况和条件。工人们实际不可能坚持他们首要的健康权利②。对此,恩格斯在《卡·马克思〈资本论〉第一卷书评——为〈民主周报〉作》中指出,"资本家为自己的利润而斗争,工人为自己的健康,为每天几小时的休息而斗争,以便在工作、睡眠和饮食之外,还能作为人从事其他活动。"③在马克思与恩格斯看来,在资本主义社会中,资本家和工人的目的是不同的,资本家为了利润,工人为了活着。当然,并不是说资本家不是以活着为目的,而是说,资本家和工人的生活方式存在质的差异。工人的生活方式使满足健康需要成为一种奢侈,而资本家的生活方式使获得巨额财富成为阶级意义的体现。这里可以看出工人与资本家的生活方式之所以不同,其实就是资本主义社会中的阶级属性不同,从而形成了剥削与被剥削的关系。工人阶级为满足健康而斗争,从根本上体现了资本主义将人物化,对工人阶级的健康与生活的漠视。

马克思恩格斯从来不抽象地讨论医疗卫生问题,因为医疗卫生体系根植于社会的组织结构,具体到现代社会中,是阶级压迫形成的社会组织形

① 中共中央马克思恩格斯列宁斯大林著作编译局.马克思恩格斯文集:第一卷[M].北京:人民出版社,2009:156.
② 帕森策夫.马克思和恩格斯论保健的社会基础[M].洪川,译.人民卫生出版社,1955:535.
③ 中共中央马克思恩格斯列宁斯大林著作编译局.马克思恩格斯文集:第三卷[M].北京:人民出版社,2009:84.

式。所以,马克思恩格斯均是系统地对待社会中的医疗卫生问题。例如在《论住宅问题》中恩格斯说,"目前报刊上十分引人注目的所谓住房短缺问题,并不是一般工人阶级住房恶劣、拥挤、有害健康。"①在这里,住房问题与工人的健康问题密切相关,仿佛具有了某种意义上的因果关系。不过,恩格斯指出,"要消除这种住房短缺,只有一个方法:消灭统治阶级对劳动阶级的一切剥削和压迫。"②很明显,无论住房问题,抑或医疗卫生问题(健康问题),根本上都是阶级问题,都只能通过阶级斗争予以解决。

通过《英国工人阶级状况》《1844 年经济学哲学手稿》《卡·马克思〈资本论〉第一卷书评——为〈民主周报〉作》《论住宅问题》等论著,我们能够发现,马克思恩格斯认为,阶级压迫是工人阶级享受不到较好医疗卫生条件的根本原因。正如马克思在《国际工人协会共同章程》中指出的,"劳动者在经济上受劳动资料即生活源泉的垄断者的支配,是一切形式的奴役的基础,是一切社会贫困、精神沉沦和政治依附的基础"③。那么,这也就意味着,只有通过建立没有剥削的平等的制度,工人阶级才能真正从根本上改善自身的医疗卫生条件,提高自身的生活质量。

2.1.2　理论启示

2.1.2.1　工人阶级应当积极争取作为生活必需品的医疗保障

既然医疗保障的费用是生活必需品,是使工人阶级继续长期成为工人阶级的生活资料的重要组成部分,那么工资就应当包括这一部分花费,进而满足工人的基本生存需要。马克思清楚地看到了资产阶级总是希望通过压低工资的方式提高利润,指出工人阶级有必要通过阶级斗争的方式,尽可能地提高工资待遇。

需要说明的是,工人阶级整体的工资水平,随着生产力的进步,相比于资产阶级的利润所得,必然处在一个不断降低的过程,这是资本有机构成不断提高,一半利润率不断下降导致的,是历史发展的必然趋势。对于这一

---

　　①　中共中央马克思恩格斯列宁斯大林著作编译局.马克思恩格斯文集:第三卷[M].北京:人民出版社,2009:250.

　　②　同①.

　　③　同①226.

点,马克思有过清晰的论述。但是,马克思并不反对在资本主义社会发展的一定阶段上,工人阶级通过不断的斗争,尽可能地改善自身的现实处境,阶级斗争也被马克思视为影响工人工资收入的重要方式之一①。在《经济学手稿(1861—1863年)》中,马克思指出,"一种商品是低于或高于它的价值出售,取决于买者和卖者的力量对比……同样,工人在这里是否提供超过正常量的剩余劳动,取决于工人能够对资本的无限贪求进行抵抗的力量。然而,现代工业的历史告诉我们,资本的无限贪求从来不会由于工人的分散的努力而受到约束,而斗争必然首先采取阶级斗争的形式,从而引起国家政权的干涉,直到每天的总劳动时间规定一定的界限(到目前为止,主要只在某些部门内)。"②商品在流通中的实际价格,不会完全准确地反映出其中包含的价值,而是受到多种因素的影响,本质上是买者与卖者力量博弈的结果。劳动力作为商品,它的流通价格(工资),也是工人与资本家不断博弈的结果。在这句话中,马克思提出"正常量的剩余劳动",其实是承认剥削这一物质前提,并在此基础上,论证工人要求提高工资,进而满足自身基本生活需要的正当性。当然,个别工人与个别资本家或资本家集团的力量相差悬殊,要想真正改善自身境遇,使自己的工资能够负担医疗保障费用,工人阶级必须联合起来与资本家进行斗争。在生产力水平还未发展到一定程度时,工人阶级还是要付出"正常量的剩余劳动",只不过,资产阶级为求现有的剥削体系能够稳定,会让出一部分利润给工人阶级,并以国家意志的形式确定下来。在这里,马克思真实揭示了工人阶级通过阶级斗争提高自身待遇,改善自身医疗卫生条件这一历史过程的内在逻辑必然。

2.1.2.2　工人的健康是社会生产的重要基础

对于单个资本家或是对于单个工人而言,尽可能压低工人工资或是尽可能减少工人对生活资料的消耗,当然可以提高利润,因此工人的生活资料的消耗对于单个资本家而言是毫无意义的。但是,如果把考察的视角从个别商品的生产转换到整个资本主义的生产过程,立足于工人阶级与资产阶级的宏观视角,就会发现工人的生活资料消耗非但不是无意义的,反而是推

---

①　方敏,赵奎.解读马克思的工资理论[J].政治经济学评论,2012,3(3):58-70.
②　中共中央马克思恩格斯列宁斯大林著作编译局.马克思恩格斯全集:第三十二卷[M].2版.北京:人民出版社,1998:206-207.

动资本积累的必要条件。

在《资本论》中,马克思指出,资本家"不仅从他由工人那里取得的东西中,而且从他给工人的东西中获取利益。用来交换劳动力的资本转化为生活资料,这种生活资料的消费是为了再生产现有工人的肌肉、神经、骨骼、脑髓和生出新的工人。因此,工人阶级的个人消费,在绝对必要的限度内,只是把资本用来交换劳动力的生活资料再转化为可供资本重新剥削的劳动力。这种消费是资本家最不可少的生产资料即工人本身的生产和再生产。"①马克思的判断,基于一种整体性和历史性的视角,体现着一种全局性和系统性的思维。只有立足于这样的理论视野,才能清楚地理解,资本家为什么一方面要压低工资,使工人的物质生活日益窘迫,另一方面又离不开工人阶级,希望工人阶级长久地存在下去。要知道,"工人阶级的不断维持和再生产始终是资本再生产的条件。"②所以,工人健康高效的工作,对资产阶级的长远利益而言,并不是一件坏事③。

这意味着,不仅仅从工人的角度,即便站在资本家的角度,改善工人待遇,提高工人工资,使工人阶级得到基本的、必要的医疗卫生保障,都是十分必要的。

2.1.2.3　公有制决定了医疗卫生资源应由社会统一分配

马克思与恩格斯的研究焦点是资本主义社会及其运行方式。他们对未来社会的论述相对较少,对未来社会中工人阶级医疗卫生条件的论述相对更少。不过,即便如此,我们仍旧能够从他们的论述中发现,随着社会的发展,工人阶级医疗卫生条件发生的革命性变化。这为当前中国的医疗卫生保障制度改革提供了重要的方法论支撑。《哥达纲领批判》集中体现了马克思的社会主义建设思想,是对《英国工人阶级状况》中所展现出的公平正义价值观的继承与发展。④ 在《哥达纲领批判》中,马克思批驳拉萨尔关于分配的错误观点时指出,对社会总产品进行分配之前必须进行必要的扣除,而这

---

① 中共中央马克思恩格斯列宁斯大林著作编译局.马克思恩格斯文集:第五卷[M].北京:人民出版社,2009:660.

② 同①.

③ 谢富胜,陈瑞琳.马克思的最低工资学说[J].教学与研究,2016(8):13-22.

④ 李钢,刘章仪.恩格斯的社会保障思想及其现实启示:基于《英国工人阶级状况》的解读[J].社科纵横,2019,34(12):26-30.

些扣除包括用来满足共同需要的部分,例如学校、保健设施等。值得注意的是,马克思认为,和现代社会比起来,即和私有制的资本主义相比,在公有制的共产主义社会里,这一部分将会立即显著增加,并将随着新社会的发展而日益增加。仔细分析,可以得出以下结论。第一,马克思在此虽然没有明确使用医疗卫生之类的术语,但是马克思已经使用的概念,例如保健设施,恰恰具有医疗卫生的内涵。第二,在论未来替代资本主义社会的新社会发展条件下的社会收入分配时,马克思预料到在新社会发展条件下满足医疗保健等社会需要必须增加部分开支。帕森策夫在《马克思和恩格斯论保健的社会基础》中认为,在阶级社会,发展医疗卫生事业的方法必然是阶级斗争,社会主义社会已经消灭了阶级对立,发展医疗卫生事业的方法必然是依靠全体人民的辛勤劳动。真正的劳动群众的保健,只有在社会主义制度下才能发生和全面发展。① 需要指出的是,正因为社会主义社会作为共产主义的初级阶段,还带着它脱胎出来的那个旧社会的一些痕迹,所以更需要通过对社会总产品的必要扣除建立直接或间接用来为生产者谋福利的医疗卫生设施和服务。

列宁在《论社会主义》中曾这样引述并评论马克思在《哥达纲领批判》中的观点:"马克思指出,从整个社会的全部社会劳动中,必须扣除后备基金、扩大生产的基金和机器'磨损'的补偿等等,然后从消费品中还要扣除用做管理费用以及用于学校、医院、养老院等等的基金。马克思不像拉萨尔那样说些含糊不清的笼统的话('全部劳动产品归劳动者'),而是对社会主义社会必须怎样管理的问题作了冷静的估计。"② 即马克思直截了当地明确说明对社会总产品的扣除包含以发展医院、养老院等医疗设施的部分。列宁对马克思观点的澄清,不仅维护了马克思学说的真理性,更为当代中国推动医疗保障制度改革带来了重要的启示作用。那就是,只有坚持和大力发展公有制,才能真正实现中国社会医疗卫生资源的合理分配,才能在真正意义上维护社会的公平正义。这是因为,只有生产资料公有制才能保证医疗卫生资源作为劳动者生产出的产品最终归生产者而不是某个阶级所有,生产者才能享受到自己的劳动成果。

---

① 帕森策夫.马克思和恩格斯论保健的社会基础[M].洪川,译.北京:人民卫生出版社,1955.

② 中共中央马克思恩格斯列宁斯大林著作编译局.列宁专题文集:论社会主义[M].北京:人民出版社,2009:32.

2.1.2.4　社会主义社会应对全体人民的健康安全负责

社会的医疗卫生资源由社会统一向全体人民分配,不仅是生产资料公有制的必然产物,同时也是社会主义性质的价值要求。马克思指出,在未来社会,"每个人的自由发展是一切人的自由发展的条件"①,共产主义社会(社会主义社会)是劳动人民自己当家作主的社会,每个人应当在个体利益与共同体利益统一的基础上充分实现自身的发展。这意味着,建立和发展一切为了人民的医疗卫生体系必然成为它的价值追求。保障社会中一切人的健康需要,充分实现每个人全面而自由的发展,是共产主义社会(社会主义社会)的必然选择,社会有责任对全体人民的健康安全负责。

相比于马克思恩格斯,列宁有更丰富的社会主义革命和建设经验,对于医疗卫生问题,有着更具体的认知和理解。不仅如此,列宁更是把马克思主义关于医疗卫生事业的基本观点落实到了具体的社会生产生活当中,把社会主义原则现实化,充分体现了社会主义社会在医疗卫生资源分配上的道德选择与价值追求。

列宁在《青年团的任务》中清楚指出,"我们组织青年队经常到各家各户去,协助搞卫生工作或分配食物,正确地调配力量,有组织地为全社会的利益工作,让大家看到,劳动应该是有组织的劳动。"②在这里,列宁的论述涉及了两方面内容,一方面,在社会主义社会条件下,经济基础的变化改变了全社会医疗卫生事业的根本性质;另一方面,在社会主义社会条件下,推进医疗卫生事业的具体方式是什么。要知道,使"卫生工作、分配食物"成为"有组织的劳动",只能是使生产力重新掌握在广大劳动者手中的社会主义社会而非资本主义社会。另外,有组织地分配医疗卫生资源也是社会主义社会根据生产力发展水平,使全社会共享医疗卫生资源的必然选择。很明显,列宁深刻地意识到,医疗卫生体系是由社会劳动者共同创造的,是社会总产品的必要扣除,不是某一阶级或群体创造的,所以医疗卫生体系不以营利为目的,不是某个阶级追求剩余价值的手段和工具,而是为了全社会成员的福利

---

①　中共中央马克思恩格斯列宁斯大林著作编译局.马克思恩格斯文集:第二卷[M].北京:人民出版社,2009:53.

②　中共中央马克思恩格斯列宁斯大林著作编译局.列宁专题文集:论无产阶级政党[M].北京:人民出版社,2009:292.

而运行。目前,中国社会的发展仍旧具有不平衡不充分的特点,医疗保障体系建设还存在诸多问题,不同地区、城乡之间享有的医疗卫生资源存在较为明显的差异。正因如此,中国更要继续推动经济社会的稳步发展,时刻坚持以人民为中心的基本原则,在社会主义公有制的基础上,充分发挥制度的优越性,努力推动医疗保障体系的不断改革。

2.2 马克思主义中国化的医疗卫生理论及实践

马克思主义医疗卫生理论,是马克思主义理论体系的重要组成部分,是马克思主义经典著作的重要理论创造。中国的马克思主义者在继承马克思主义医疗卫生思想的同时,结合中国实际,发展出独具特色的医疗卫生理论,实现了对马克思主义医疗卫生理论的发展,丰富了马克思主义理论。

2.2.1 社会主义革命和建设时期:人人平等享有医疗服务

在社会主义革命和建设时期,中国社会的生产力水平总体上还相对落后,医疗卫生事业的建设和发展,很难完全摆脱旧社会的制约。针对这样的现象,毛泽东明确指出,医疗卫生事业的发展应当坚持为人民服务的根本原则,同时也应当把社会的医疗卫生资源适当地向生产力水平相对落后的农村倾斜。

2.2.1.1 医疗卫生事业应为人民服务

毛泽东作为中国共产党和新中国的主要缔造者,医疗卫生事业应该为人民服务是毛泽东一以贯之的基本立场。新中国成立前,毛泽东在《关于陕甘宁边区的文化教育问题》中指出,"现在延安只有三个医院,而延安有多少人呢?党政军三万人,老百姓一万四千人,享卫生医疗之福的人还不多。"[1]言下之意,一个社会的医疗卫生体系,应该是为全体人民服务的。新中国成立之初,1950年,毛泽东针对当时学生负担过重、身体素质下降的状况,写信给教育部部长马叙伦,指出学生应"健康第一,学习第二",并特别指出,"学习和开会的时间宜大减。病人应有特殊待遇。"[2]

---

[1] 中共中央文献研究室.毛泽东文集:第三卷[M].北京:人民出版社,1996:119.
[2] 中共中央文献研究室.毛泽东文集:第六卷[M].北京:人民出版社,1999:83.

此后,毛泽东一直关注学生健康问题,并多次作出指示。能够看出,毛泽东对病患的重视,是不分阶层、不分地域、不分职业、不分性别的,蕴含着一切为了人民、人人平等享有医疗服务的思想。社会主义改造的完成,标志着社会主义制度在中国的确立,标志着几千年来遗留下来的剥削制度在中国彻底废除了,按照马克思主义基本理论,全体人民应当共享医疗卫生事业的发展成果。但是由于条件所限,当时医疗卫生事业的发展远远不能满足人民群众的需要。1965 年 6 月 26 日,毛泽东同身边医务人员谈话,针对卫生部的工作批评道:"卫生部的工作,只给全国人口的百分之十五服务,这百分之十五中主要还是老爷。而百分之八十五的人口在农村,广大农民得不到医疗,一无医,二无药。卫生部不是人民的卫生部,改成城市卫生部或老爷卫生部,或城市老爷卫生部好了。"[①]这就是著名的"六·二六"指示。"六·二六"指示充分体现了毛泽东对卫生事业发展的重视,对保障人民群众的健康起到了至关重要的作用[②]。也正是由于"六·二六"指示,催生了被世界广为传颂、极具特色的毛泽东农村情怀。在毛泽东看来,当时国家的医疗卫生体系没有为全体人民服务,这是极不合格的。所以毛泽东指责"卫生部不是人民的卫生部",而是"老爷卫生部"。

2.2.1.2　集中力量发展农村医疗卫生事业

毛泽东的严厉批评,实质指出了当时我国医疗卫生体系建设布局的不合理以及医疗卫生事业城乡发展的不协调与不平衡。毛泽东强调必须集中力量发展农村医疗卫生事业。[③] 当时中国社会的生产力水平在世界范围内相对较低,不过受限于地理环境、历史文化等客观因素,中国社会内部城乡之间仍然在一定程度上存在着较为明显的差异。在医疗卫生体系的建设上,乡村也因此落后于城市。毛泽东对此有着清晰而深刻的观察。另外,从历史上看,中国共产党之所以能够领导全国各族人民取得新民主主义革命的胜利,其中一个重要原因是农民阶级的支持。所以,毛泽东十分重视农民的生产生活,特别强调在农村中发展医疗卫生事业。王弢认为,毛泽东作为

---

①　中共中央文献研究室.毛泽东年谱:一九四九—一九七六:第五卷[M].北京:中央文献出版社,2013:505.

②　王弢.刍议毛泽东人民卫生思想及其当代价值[J].毛泽东邓小平理论研究,2019(11):93-98,108.

③　李玲.医疗卫生改革的问题与出路:毛泽东"六二六指示"的崭新探索[J].现代哲学,2015(5):36-38.

从人民群众中走出来的伟大领袖和马克思主义者,他善于把党的群众路线和医疗卫生事业有机结合,坚持实事求是的思想路线,在长期的领导工作中,逐渐形成了自己的人民卫生思想,这对于我国的三级医疗卫生体系和农村合作医疗制度的建立和发展,起到了指导性作用①。

2.2.2 改革开放和社会主义现代化建设新时期:社会效益与经济效益相统一

1980年,中国刚刚开启改革开放的历史进程,站在这样的历史交汇点,邓小平指出,"经济发展和教育、科学、文化、卫生发展的比例失调,教科文卫的费用太少……我们非要大力增加教科文卫的费用不可。"②的确,当时的印度、埃及,按照人均投入计算的话,他们在教科文卫事业上的投入远高于我国。邓小平在《目前的形势和任务》中作出这样的判断,确实符合历史的真实情况,更体现了卫生事业对于中国改革开放的重要作用和关键地位。党的十二大报告也体现了邓小平的这种判断,"文化建设指的是教育、科学、文学艺术、新闻出版、广播电视、卫生体育、图书馆、博物馆等各项文化事业的发展和人民群众知识水平的提高"③。很明显,卫生体育事业在党中央看来,正如邓小平此前指出的那样,对于整个社会的物质文明和精神文明发展而言意义重大,是整个改革开放事业的重要组成部分。

2.2.2.1 医疗卫生工作以社会效益为最高标准

1985年,邓小平在中国共产党全国代表会议上的讲话中指出,"思想文化教育卫生部门,都要以社会效益为一切活动的唯一准则,它们所属的企业也要以社会效益为最高准则。"④当时的中国社会中,存在一些错误思潮,这与改革开放后,西方资本主义国家的错误观念传入中国关系密切。为了巩固和完善社会主义制度,体现社会主义本质,邓小平指出,教科文卫部门要坚持以社会效益为最高标准。能够发现,邓小平已经在毛泽东的基础上,丰富和发展了医疗卫生理论。邓小平对医疗卫生理论的丰富和发展源于我国改革开放后社会发生的深刻变革。

---

① 王羧.刍议毛泽东人民卫生思想及其当代价值[J].毛泽东邓小平理论研究,2019(11):93-98,108.

② 邓小平.邓小平文选:第二卷[M].2版.北京:人民出版社,1994:250.

③ 中共中央文献研究室.十二大以来重要文献选编:上[M].北京:人民出版社,1986:29.

④ 邓小平.邓小平文选:第三卷[M].北京:人民出版社,1993:145.

对于医疗卫生工作的发展方向,正如邓小平指出的那样,"它为社会主义服务,就是社会主义的;为资本主义服务,就是资本主义的。"①在邓小平的观念中,他始终不希望医疗卫生事业完全沦为市场的附庸,始终希望医疗卫生事业以保障人民的生命安全为根本发展方向和最高价值衡量。这也为中国医疗卫生事业的未来发展指明了基本方向。

2.2.2.2　医疗卫生事业引入市场化机制

1996 年,江泽民明确提出了新时期卫生工作的指导方针,"以农村为重点,预防为主,中西医并重,依靠科技教育,动员全社会参与,为人民健康服务,为社会主义现代化建设服务。"②能够发现,在江泽民看来,医疗卫生事业仍旧是社会主义现代化的重要组成部分,并且特别强调科学技术发展进步对医疗卫生事业的推动作用。更重要的是,江泽民认为,全体人民都是实现国家医疗卫生水平不断进步的重要推动力量。每个人都应当参与到这项事业中去,为中国特色社会主义现代化事业作出贡献。所以,在大力"培养医疗卫生技术人员,建立健全各级医疗、防疫网络,挖掘和发展民族医药"③的同时,广泛开展体育活动,增强全民族的身体素质,也显得十分重要。

20 世纪末,中国的改革开放不断深化,中国特色社会主义市场经济不断发展,江泽民认为,"教育、文化、卫生、体育、环境保护等事业,也可以合理引入市场机制。"④所以,在国家不断进行宏观调控的基础上,医疗卫生事业中包含的市场因素,也在随着历史的发展不断地集聚。改革开放之后,中国的医疗卫生事业,在市场与宏观调控这两种力量的牵引下不断改革调整,总体上朝着一个好的方向发展。

2.2.2.3　对医疗卫生体系过度市场化的纠偏

不可否认的是,医疗卫生改革不是一帆风顺的,进入 21 世纪的头十年,看病难、看病贵问题在一些地方显得较为明显,这与社会医疗卫生体系的过度市场化现象关系密切。2006 年,胡锦涛在省部级主要领导干部建设社会主义新农村专题研讨班上清楚指出,"农村看病难、看病贵、因病致贫、因病

①　邓小平.邓小平文选:第三卷[M].北京:人民出版社,1993:203.
②　江泽民.江泽民文选:第一卷[M].北京:人民出版社,2006:599.
③　同②186.
④　江泽民.江泽民文选:第三卷[M].北京:人民出版社,2006:61.

返贫现象相当突出。"①2006年,《中共中央关于构建社会主义和谐社会若干重大问题的决定》指出,"坚持公共医疗卫生的公益性质,深化医疗卫生体制改革,强化政府责任,严格监督管理,建设覆盖城乡居民的基本卫生保健制度,为群众提供安全、有效、方便、价廉的公共卫生和基本医疗服务。"②对此,胡锦涛指出,"我们要按照这个总要求,着眼于实现人人享有基本卫生保健服务的目标,着力解决群众看病难看病贵问题"③。这表明中国医疗卫生事业的发展依靠人民,发展为了人民,中国特色社会主义的发展,要以实现和维护人民的根本利益为最终目标和指向。

2.2.3 中国特色社会主义进入新时代:全面小康和公平正义的保障

进入新时代后,中国医疗卫生事业的发展随之进入了新的历史阶段,承担着与以往不同的历史使命,面临着与以往不同的时代任务。在新时代中国特色社会主义的语境下,发展医疗卫生事业,既是全面建成小康社会的必然要求,同时也是维护社会公平正义的必然选择。

2.2.3.1 发展医疗卫生事业是全面建成小康社会的必然要求

随着改革开放的不断深入,中国社会的生产力水平显著提高,不同行业间、城乡间、东西部间的收入分配、医疗水平差距逐渐凸显,整个社会的基本矛盾发生了转变。习近平总书记在党的十九大报告中指出,"我国社会主要矛盾已经转化为人民日益增长的美好生活需要和不平衡不充分的发展之间的矛盾。"④这意味着,单纯经济总量的增长已经不能满足广大人民的实际需要,更公平、公正合理的社会资源分配才更符合最广大人民群众的根本利益。医疗卫生资源是社会资源的重要组成部分,提高相对落后地区的医疗卫生水平是改善民生、夯实党长期执政物质基础的关键。

习近平总书记指出,"到2020年稳定实现农村贫困人口不愁吃、不愁穿,义务教育、基本医疗、住房安全有保障"⑤,也就是"精准扶贫"要实现的"两不愁三保障"。习近平总书记对当前中国医疗卫生体系中存在的问题有

---

① 胡锦涛.胡锦涛文选:第二卷[M].北京:人民出版社,2016:419.
② 中共中央文献研究室.十六大以来重要文献选编:下[M].北京:中央文献出版社,2008:655.
③ 同①581.
④ 习近平.习近平谈治国理政:第三卷[M].北京:外文出版社,2020:9.
⑤ 同④159.

着清楚的理解和认知。在党的十九大报告中,习近平总书记指出,"民生领域还有不少短板……群众在就业、教育、医疗、居住、养老等方面面临不少难题;社会文明水平尚需提高"①,"人民群众的需要呈现多样化多层次多方面的特点,期盼有更好的教育、更稳定的工作、更满意的收入、更可靠的社会保障、更高水平的医疗卫生服务"②。所以,全面建成小康社会不是抽象的而是具体的,发展医疗卫生事业使贫困群众享受到基本医疗保障,是全面建成小康社会的应有之义,是实现第一个百年奋斗目标的前提和保障。

2.2.3.2　发展医疗卫生事业是维护社会公平正义的必然选择

习近平总书记不仅把医疗卫生事业视为民生领域的基础性事业,视为推动中国特色社会主义深入发展的关键环节,同时也认为,推动医疗卫生事业的深入发展,与维护社会的公平正义、实现人民对美好生活的向往息息相关。习近平总书记指出,中国共产党人要"不断促进人的全面发展、全体人民共同富裕"③。全体人民共同富裕,不仅具有理论意义,更具有实践意义。这意味着,社会医疗卫生资源的分配,必须惠及社会中的一切人,一个都不能少,这才是共同富裕作为社会主义本质的具体体现。2016 年,《国务院关于整合城乡居民基本医疗保险制度的意见》明确提到了这样一段话,"整合城镇居民基本医疗保险……和新型农村合作医疗……两项制度,建立统一的城乡居民基本医疗保险……是推进医药卫生体制改革、实现城乡居民公平享有基本医疗保险权益、促进社会公平正义、增进人民福祉的重大举措"④。很明显,实现共同富裕、体现社会主义本质是中国推进医疗卫生事业改革与发展的价值标尺和根本方向。

对此,有学者进行了较为清晰的总结,健康是促进人的全面发展的必然要求,是经济社会发展论述植根于中国共产党七十多年人民健康事业的伟大实践。回应新时代继续建设健康中国的迫切需要,坚持以人民为主体的健康事业发展理念,是习近平新时代中国特色社会主义思想的重要内容,具有明确的价值指向、深厚的理论依据、科学的历史借鉴、坚实的实践路径和

---

① 习近平.习近平谈治国理政:第三卷[M].北京:外文出版社,2020:7.
② 习近平.习近平谈治国理政:第二卷[M].北京:外文出版社,2017:61.
③ 同①183.
④ 中共中央党史和文献研究院.十八大以来重要文献选编:下[M].北京:中央文献出版社,2018:124.

伟大的主体力量。① 当然,推动医疗事业发展、维护社会的公平正义,并不是要否定市场在医疗卫生资源分配中的作用。习近平总书记指出,"中国正在稳步扩大金融业开放……特别是外国投资者关注、国内市场缺口较大的教育、医疗等领域也将放宽外资股比限制。"②

2.3 西方经济学中的医疗卫生理论的批判性借鉴

资产阶级的医疗卫生理论对人类社会医疗卫生事业的发展同样产生了重要的影响。时至今日,它仍旧在当前社会发挥着重要作用,我们应该批判借鉴西方经济学中的医疗卫生理论。

2.3.1 古典政治经济学家的医疗卫生理论

古典政治经济学的发展,以18—19世纪资本主义生产方式的发展初期为时代背景。当时资本主义社会发展的基本特点是财富与贫困的双重积累以及资产阶级与工人阶级的尖锐对立。古典政治经济学家注意到了资本主义社会发展的这一基本特点,从这一基本特点出发,试图找寻解决贫困问题、推动人类社会全面进步的具体方式。当然,一旦涉及贫困问题,医疗卫生问题也就成为一个不可回避的重要理论焦点,或多或少地成为人们关注的对象。

英国经济学家斯密作为古典经济学的奠基人,相对较早地发现了工人阶级的积贫积弱以及工人阶级一般享受不到较好的医疗卫生条件这一问题。面对这样的社会现象,斯密十分乐观地认为,"一个治理得很好的社会所出现的普遍的富裕扩展到了最底层的劳苦大众身上……于是,社会的所有阶层都变得普遍富裕起来"③。这种观念通常被称为"涓滴效应"。该效应认为,在资本主义发展的一定历史阶段,工人阶级的生活水平相对较低,缺少必要的物质财富进而无法享受更好的医疗卫生条件。但是,整个社会财富的不断积累也为社会基层劳动者带来相对更多的福利。比如,更高的

---

① 王淑梅.习近平关于人民健康重要论述的五重逻辑[J].西安石油大学学报(社会科学版),2020,29(4):75-81.

② 习近平.习近平谈治国理政:第三卷[M].北京:外文出版社,2020:203.

③ 斯密.国富论:上[M].唐日松,赵康英,冯力,等译.北京:华夏出版社,2013:12.

工资待遇、更好的医疗保障、更充分的就业机会等。所以,斯密相信现实社会中虽然存在医疗资源分配的不平等,但是社会基层劳动者的生存境遇、医疗卫生条件等会随着整个社会财富的积累而不断改善。

当然,斯密的乐观并没有真正改变现代社会阶级对立日益严重的事实,社会基层劳动者的医疗卫生条件并没有得到真正改善,他们仍旧缺少必要的财富使自身免受疾病的折磨与困扰。这使得英国不断修改自己的《济贫法》,统治者希望由社会中相对富裕的群体负担社会基层劳动者的基本医疗卫生并保障其基本生存需要。例如,《斯品汉姆兰法令》就是基于这样的初衷被设计出来的。

不过,人们很快发现,这种做法似乎在社会中培养了一大批"懒人",在许多思想家的眼中,这些"懒人"道德堕落、毫无节制、挥霍财富、厌恶劳动,为了生存,单纯等待救济,片面依赖社会。随着现代社会的发展,斯密对医疗卫生条件会随着整个社会财富的积累而不断改善的乐观认知,其局限性越来越深刻地体现出来。当时的许多思想家越来越清晰地认识到了这一点。

李嘉图认为,"济贫法的趋势是使富强变为贫弱……使一切智力上的差别混淆不清……直到最后使一切阶级染上普遍贫困的瘟疫为止。"[1]与李嘉图类似,托克维尔也认为,英国社会的《济贫法》是附着于健康、充满活力的躯体之上的丑恶而巨大的溃疡[2]。这一时期的思想家们发现,《济贫法》非但没能治愈贫困者身患的各种疾病,反而使整个社会遭遇了更加严重的"病痛"。

那么,究竟应该如何解决严重的贫富差距,进而使社会基层劳动者享受到更高的医疗卫生条件呢?李嘉图认为,不应当采取社会救济的方式,而应该让社会基层劳动者形成自食其力的精神意志,积极通过劳动赚取物质财富,改善自身的医疗卫生条件,使自己健康成长,为社会所需要。[3] 托克维尔认为,社会救济只具有消极意义,应当把解决这个问题的希望寄托于慈善事

---

①　斯拉法.李嘉图著作和通信集:第一卷:政治经济学及赋税原理[M].郭大力,王亚南,译.北京:商务印书馆,1962:91.

②　斯威德伯格.托克维尔的政治经济学[M].李晋,马丽,译.上海:格致出版社,2011:493.

③　同①.

业的发展,因为个人救助和赠予建立了穷人和富人之间宝贵的纽带①。

斯密、李嘉图、托克维尔对待医疗卫生问题的态度影响极为深远,即便在今天,人们也基本上没有脱离他们改善社会医疗卫生条件的思路,来变革自身所处的社会。

2.3.2　20世纪后资产阶级经济学家的医疗卫生理论

20世纪初的福利经济学对包括医疗保障在内的社会保障政策进行了一系列讨论。福利经济学创始人庇古认为福利是一种意识状态,将社会福利中可以用货币度量的部分称为经济福利,剩余的部分称为非经济福利。庇古论证了对穷人有利的所得分配的变化(主要是购买力由富人向穷人转移)将增加整体的经济福利,即购买力再分配过程中穷人的收益会大于富人的损失,这从经济福利理论的角度说明了社会保障制度的重要作用。庇古关于社会保障制度的主要观点有:在健康、失业、养老方面给予物质保障和社会服务;增加对富人的征税,增加对穷人的社会救济;建立普遍的社会保障制度和工人最低收入制度。② 庇古的福利经济学思想系统地论述了福利的概念及其政策应用,建立了福利经济学理论体系。由于历史的局限性,庇古的福利经济学思想不能完全适应垄断资本的需要,之后由勒纳等运用"序数效用论"等提出了新福利经济学。③ 虽然理论发生一些变化,但是新旧福利经济学之间并没有本质区别,他们关于福利主义的出发点、关切点和对社会保障制度的主张是大致相同的④。

福利国家的概念是由英国工党在其《让我们面向未来》的竞选纲领里提出来的,随着1948年英国工党政府艾德礼首相宣布英国已经建成福利国家,福利国家的概念和实践便在发达国家普遍流行⑤。福利国家有责任保障本国公民某些基本的福利水准,其核心是人民享有平等的公民权利。在公民权利的理念下由国家为公民提供必要的福利保障,就可以使每一个公民

---

① 斯威德伯格.托克维尔的政治经济学[M].李晋,马丽,译.上海:格致出版社,2011:490.

② 庇古.福利经济学[M].朱泱,张胜纪,吴良健,译.北京:商务印书馆,2020:636.

③ 杨君君.旧福利经济学与新福利经济学的经济思想比较分析[J].智富时代,2016(1):7.

④ 陈银娥.西方福利经济理论的发展演变[J].华中师范大学学报(人文社会科学版),2000,39(4):89-95.

⑤ 周沛.福利国家和国家福利:兼论社会福利体系中的政府责任主体[J].社会科学战线,2008(2):205-213.

都拥有"去商品化"的地位和对抗市场的力量。① 英国伦敦经济学院院长贝弗里奇于 1942 年发布《贝弗里奇报告》,这份报告可以被看作福利国家理论的具体实践。贝弗里奇在报告中认为社会保障制度的目的是不仅要提供收入保障(消除贫困),还要解决疾病、愚昧、肮脏和懒散等问题,社会保障制度的最终目的是参保人无须经过经济状况调查就可合法享有基本生活保障。贝弗里奇主张在儿童补助、养老金、残疾津贴、失业救济、丧葬补助、丧失生活来源救济、妇女福利等七个方面进行保障。② 第二次世界大战之后,英国政府在医疗方面根据贝弗里奇的倡议通过了《国民卫生保健法》,实施了面向全体国民的公费医疗制度。随后许多北欧国家包括瑞典、丹麦等纷纷效仿英国建立公费医疗制度,福利国家的理论对世界各国医疗保障制度的建立都起到了推动作用。

福利国家作为一种理念,相对较早地存在于德国哲学家黑格尔那里;作为一种实践,它的一些做法、举措,相对较早地存在于英国在 18—19 世纪实施的《济贫法》当中③。当然,无论如何,这种解决医疗卫生方案的根本理念是一致的,即承认市场调节医疗卫生资源能力的局限性,希望通过国家干预的方式,使整个社会的医疗卫生资源分配更加合理化,更能够倾向于长期处于社会基层的贫困者。不过,这种方案在推行的过程中,也像英国的《济贫法》一样,遭到了李嘉图式思想家们的批判。新自由主义作为一种经济学说,起源于 20 世纪二三十年代,其反对国家社会福利制度,主张自由市场原则,市场化、私有化等成为主要的发展路径。新自由主义各代表学派均认为医疗卫生领域中市场机制的引入是必然趋势。

与新自由主义学派类似,奥地利学派代表人物哈耶克认为福利国家制度是对自由的侵犯,政府许多新的福利活动之所以对自由构成威胁,是因为尽管它们表现为纯粹的服务活动,但他们事实上意味着政府在行使一种强制权力,而且是以政府在某些特定领域内要求享有排他性权利为基础的。哈耶克指出,这种全民覆盖的医疗保障制度是一种强制性的手段,对个人的

---

① 钱宁.现代社会福利思想[M].北京:高等教育出版社,2006:193.

② 贝弗里奇.贝弗里奇报告:社会保险和相关服务[M].社会保险研究所,译.北京:中国劳动社会保障出版社,2008.

③ 史密斯.黑格尔的自由主义批判:语境中的权利[M].杨陈,译.上海:华东师范大学出版社,2020:183.

自由将会产生重大影响。哈耶克对民生领域的保障措施持批判态度,他反对政府对医疗的干预,认为应该利用市场手段保障民生。① 货币主义学派代表人物弗里德曼认为,政府对医疗卫生的管理要慎重,政府的必要性在于它是竞赛规则的制定者,又是解释和强制执行这些已被决定的规则的裁判者,而福利国家的制度超越了这一范围,市场所做的应该是大大减少必须通过政治手段来决定的问题的范围②,医疗卫生的责任应交给市场,这样才能使公共物品的成本更低③。公共选择学派代表人物布坎南认为,面对社会成员不同的偏好和不同利益集团的压力,政府不可能计算出全社会福利函数的最优解,政府机构和其他社会机构一样,都是由具有不同动机和不同利益的个人组成的,个人自然会把个人利益带进政府决策中④,所以这必然导致政府失灵。医疗保障制度受新自由主义思潮影响最深的国家是美国,美国的商业医疗保险制度完全按照市场化、私有化运作。部分政府医疗保险制度的国家也基于新自由主义思潮进行了改革,越来越多的国家采用多层次的社会保障,并引入市场机制以期提高效率。

2.3.3 资产阶级医疗相关理论的批判性借鉴

首先要承认的是,资产阶级的医疗卫生理论存在着不可摆脱的局限性。因为,资产阶级的医疗卫生理论始终建立在资本主义私有制之上,始终维护着资本主义的剥削制度。但是,这并不妨碍它仍旧对今天中国的医疗卫生体系改革具有一定的借鉴意义和时代启示。社会医疗卫生体系的建设不能完全依赖市场,国家应对基础医疗卫生领域进行必要的干涉。

在资本主义社会发展初期,古典经济学家们普遍认为国家不应当干预市场行为,应当允许市场在关系国计民生的重要领域发挥作用。但是历史已经证明这种理念带来了严重的负面社会影响。伴随着整个社会日益严重的贫富差距,社会的医疗卫生资源分配存在着严重的不平衡。资产阶级往往能享受到更多更好的医疗保障,工人阶级则只能忍受疾病的折磨。资本主义国家逐渐意识到了市场的局限性,意识到了医疗卫生领域的彻底市场

① 哈耶克.自由宪章[M].杨玉生,冯兴元,陈茅,等译.北京:中国社会科学出版社,2012.
② 弗里德曼.资本主义与自由[M].张瑞玉,译.北京:商务印书馆,2011.
③ 杨静,金轲.新自由主义的民生困局:以奥巴马医改为例[J].教学与研究,2018(8):80-89.
④ 甘行琼,赵兴罗.西方财税思想[M].北京:高等教育出版社,2014.

化最终只能加剧社会矛盾,危害社会的长期稳定,破坏社会的有序生产。解决社会医疗卫生资源最有效也最直接的方式是国家介入社会基础医疗卫生领域的建设工作,为社会全体成员提供最基本的医疗卫生保障,从而最大限度地维护社会的平稳有序。

在这样的历史背景下,20 世纪后,福利国家作为一种制度和观念,逐渐流行开来。就其本质而言,福利国家其实是资本主义自身的一种改良,因为福利国家只是实现了社会中富裕的剥削者向贫困者作出的利益让渡,进而使贫困者享有更多的医疗卫生资源。福利国家从根本上来说,不是资产阶级希望担负起对社会的责任,而是资产阶级为了缓解阶级矛盾、维护自身的阶级统治建立起来的。福利国家从本质意义上讲,并没有超出古典经济学家奠定的理论基础。因为福利国家同样是对资本主义社会的修补,仍旧无法从源头上解决医疗卫生资源分配不公的问题。但是不可否认的是,福利国家确实在客观上改善了广大劳动者的生存境遇,有效地实现了社会医疗资源更加合理的配置方式,从而缓解了社会矛盾。当代中国仍旧处于社会主义初级阶段,在全球化的浪潮下,我国面对着很多西方国家曾经或正在面对的问题和困境,西方国家在医疗体系改革领域采取的国家干预政策,我们可以批评性借鉴学习。西方国家在医疗体系改革领域采取的国家干预政策能够为解决我国医疗资源生产与分配的不平衡不充分问题提供一个新的视角。

2.4　本章小结

通过本章的分析,能够清楚地发现,马克思主义经济学与西方经济学这两种不同的理论,对待医疗卫生问题有着截然不同的两种态度。就社会医疗卫生资源分配不公这一事实的成因而言,马克思主义经济学认为,这是生产方式领域剥削压迫的产物,要想解决资源分配的不公,必须依托生产方式的变革。西方经济学家也看到了医疗卫生资源分配不公的基本现象,不过,他们并没有将之归结于社会的剥削和压迫。即便在一定的历史时期内,西方国家采取较好的福利政策,但也总体上并不认为这是对剥削与压迫的纠正,而仅仅是对市场职能局限性的补充和纠正。另外,要能够清楚地发现,20 世纪资产阶级思想家在改善医疗卫生资源分配方式的问题上,并没有真正超越 18—19 世纪的斯密、李嘉图、托克维尔等人。这是因为就各项具体举措的基本理念而言,20 世纪的诸多学派,要么坚决维护市场的作用,要么希望通过国家(福利政策)或个人(慈善事业)提高贫困者实际享受的医疗卫生水平,要么试图在二者之间寻求一种平衡。

值得反思的是,西方的医疗卫生体系建设理念,或许不能直接拿来用在中国社会,但是西方国家对 19 世纪自身医疗卫生体系弊病的反思,却值得我们批判性借鉴。这是因为西方在 20 世纪的福利国家尝试,实际上是消解资本主义医疗卫生体系内在矛盾的一次重要尝试,虽然这一尝试仍旧被限定在资本主义的总体框架之内,但是它毕竟为当代中国改革医疗卫生体系提供了一种历史参照,其中的一些理念,实际上具有一定的历史合理性。当然,西方福利国家的政策并不能完全解决西方医疗卫生体系的主动困境。进入 20 世纪之后,众多西方思想家在前人早已开辟的理论方向上,结合各自的社会现实,钻研得更加细致、具体。这一方面进一步揭示了资本主义制度的局限性,另一方面也使中国人民更加清楚,必须走出一条不同于西方的医疗卫生体制现代化的道路,才能真正解决中国医疗卫生领域的问题。

实际上,相比于西方,中国正在走一条不同于西方的医疗卫生制度现代化道路,中国开辟的医疗卫生体系改革事业已显得生机勃勃。一方面,中国立足于与西方根本不同的制度和理论基础之上使得中国在推进医疗卫生事业时,具有先天的优势。另一方面,相比于西方,中国开启现代化历程的时间相对较晚,这使中国能够更好地批判性地吸收和汲取西方的经验和教训,更好地以我为主、为我所用。所以,虽然中国社会的医疗卫生体系仍旧存在许多问题,但是我们终究能够在实践中不断摸索出适宜我国自身实际情况的具体方式,使中国的医疗卫生资源分配更加公平合理,从而能够保障最广大人民群众的基本权利。

第 3 章

中国医疗保障制度的历史沿革

我国医疗保障制度的发展分四个阶段,即社会主义革命和建设时期医疗保障制度的初步探索、改革开放时期医疗保障制度的改革发展、医疗保障制度的深入调整、党的十八大以来医疗保障制度的全面改革。聚焦我国医疗保障制度发展的四个阶段,有助于辩证分析我国医疗保障事业发展的经验和教训。

习近平总书记在 2016 年全国卫生与健康大会上指出,健康是促进人的全面发展的必然要求,是经济社会发展的基础条件。[①] 医疗保障制度是护卫国民生命健康的基石,是中国民生发展的重要一环,更是中国社会长远、健康发展的保证。新中国成立后,根据医疗保障制度发展的阶段性特征,其历史沿革经历了四个关键时期。1949—1978 年,是医疗保障制度在计划经济主导下的初步时期,其显著特征是医保基金主要由各级政府、企事业单位和人民公社承担,国家对个人的医疗保障实行"包下来"的模式。1979—2002 年,是医疗保障制度朝着市场化方向发展的阶段,放权让利、自负盈亏、竞争创收成为该阶段医疗保障制度改革的显著特征。这一时期随着改革开放的发展,城镇医保打破了政府和企业包揽的局面,转向市场化改革,而农村的合作医疗则因不适应市场经济发展的需要而一度废除。2003—2011 年,由于党中央、国务院认识到医疗保障市场化改革所带来的问题,着手缩小城乡和地区差距,全方位改革农村的医疗卫生保障制度。2009 年,国家颁布《中共中央 国务院关于深化医药卫生体制改革的意见》,旨在拓宽民众的医疗渠道,降低医疗卫生费用,推进城乡医疗保障改革的协调联动。2012 年,党的十八大以后,中国的医疗保障制度进入向高水平迈进的历史时期,在健康中国战略部署下,党中央、国务院对医疗保障制度进行了全面、深化改革。本章聚焦新中国成立以来,医疗保障制度发展的四个时期,辩证分析中国医疗保障事业发展的经验与教训。

3.1　社会主义革命和建设时期医疗保障制度的初步探索（1949—1978 年）

新中国成立前,中国的卫生机构仅有 3 600 多个,其中医院有 2 600 个。全国医疗资源匮乏且分布极不合理,多集中在沿海城市,内陆乡村的医疗事业进展迟缓。[②] 新中国医疗卫生事业正是在极为薄弱的基础和艰难的环境中起步的。1949—1978 年,尽管这一时期中国医疗卫生的科技发展水平不高,但在特定领域依然取得了明显成就——粉碎细菌战、"除四害"、消灭血吸虫病以及鼠疫等传染性疾病、改良水源、建立分级诊疗制度。更值得一提

---

① 把人民健康放在优先发展战略地位 努力全方位全周期保障人民健康[N].人民日报,2016-08-21(1).

② 黄树则,林士笑.当代中国的卫生事业:下[M].中国社会科学出版社,1986:2.

的是,这一时期中国勾勒出了医疗卫生保障体系发展的基本轮廓,形成了由劳动保险制度、公费医疗制度和农村合作医疗制度构成的"三位一体"格局,为其后全国的医疗卫生事业发展提供了较为有利的条件。

3.1.1 新中国医疗卫生事业发展方针与布局

新中国成立伊始,已将发展医疗卫生事业以及保护妇女、儿童和幼儿的健康工作提上日程[①]。1949年年底,中国政府组建卫生部,作为负责医疗卫生事业的主管机构。1950年,第一届全国卫生会议在北京举行。经过与会者的充分讨论和协商,并在党中央领导人毛泽东、周恩来等人的支持下,此次会议确立了中国医疗卫生事业发展的三大原则,即面向工农兵、预防为主、团结中西医。1952年,第二届全国卫生会议在北京召开,会上确立了中国医疗卫生事业发展的又一原则,即卫生工作与群众运动相结合的原则。[②]至此,形成了中国医疗卫生事业发展的四大原则,中共中央基本明确了全国医疗卫生事业的发展方向。

新中国成立初期,由于各项工作百废待兴,地方各级党委曾一度忽视医疗卫生保障事业。中共中央对此作出调整,提出要把卫生、防疫和一般医疗工作作为重大的政治任务,并对忽视医疗卫生保障事业的情况做了严肃批评。中共中央认为对医务工作者必须加以领导和帮助,对卫生工作的检查应及时,在中央预算和地方财政方面也要筹出经费。[③] 在城镇劳动保险制度和公费医疗制度确立后,随着工业化战略和计划经济体制的建立,为缓解城乡二元体制造成的发展不平衡问题,党和政府自1958年以后明显增强了对农村医疗卫生保障工作的重视,并将农村医疗卫生事业视为重中之重。1965年7月,中共中央明确指出,"必须重点抓好农村卫生工作""农业、水利等有关部门应当密切配合,搞好农村卫生,这是促进生产、建设社会主义新农村的一项重要革命任务。"[④]1965年9月,卫生部出台调整医疗卫生事业

① 佚名.中国人民政治协商会议文献[M].济南:山东新华书店,1949:17.
② 黄树则,林士笑.当代中国的卫生事业:上[M].北京:中国社会科学出版社,1986:2-5.
③ 中央档案馆,中共中央文献研究室.中共中央文件选集:1949年10月—1966年5月:第七册[M].北京:人民出版社,2013:24.
④ 中央档案馆,中共中央文献研究室.中共中央文件选集:1949年10月—1966年5月:第四十九册[M].北京:人民出版社,2013:1.

发展重点的报告,既公开检讨此前忽视农村医疗卫生工作,未能及时解决农民看病就医需要等问题,又在报告中突出强调要着力提升农村医疗卫生水平。一方面要培养农村的医护人才,建立更多的乡村医疗组织;另一方面要调整资源的分布结构,将医药卫生资源有计划地向农村地区调配。国家通过行政手段,来缩小城乡医疗卫生事业的发展差距。为此,卫生部进一步提出实行卫生工作革命化,例如各级卫生行政机关必须革命化,要突出政治、思想领先。在人力方面,将城市的医护人员有组织、分批次派往农村,帮助当地改善医疗条件,同时帮助当地的基层医疗单位培养、选拔医疗卫生工作者。在物力方面,着重保证当地药品和医疗器材的供给。① 在进行广泛的社会动员基础上,医疗下乡成为改革开放前中国发展医疗卫生保障事业的重要方针。

这一时期,中国尽管面临着鼠疫等传染性疾病的间歇性威胁,医疗和人力资源有限,但医疗卫生事业发展速度较快②。这得益于社会主义制度的优势,能最大程度地动员物质资源和群众力量、坚定医疗卫生事业发展为了人民健康的信念、建立与发展最契合的医疗教育方式以及坚持以预防为主的方针。医疗卫生事业的发展急需大量医学人才,在 1949—1978 年,中国的医疗卫生教育基本满足了国家对医疗人才的需求,通过 3 个阶段的医学教育培养了不同类型的医务人员。其中,初级医护人员的学习时长为 3 个月,中级人员为 2 年,高级医师和药剂师的培养周期最长,共 4 年③。随着医疗卫生事业的发展,形成了个人与集体联合筹资的农村合作医疗制度、由城市企业出资面向企业职工的劳动保险制度和国家财政支付面向公职人员、军人和高校学生的公费医疗制度三种模式,新中国成立初期的医疗保障体系由此建立起来。其中,劳动保险制度和公费医疗制度的覆盖范围较广,且报销幅度较大,农村合作医疗的报销情况却各地有差、力度不一。这说明尽管医疗下乡已成为国家明确的医疗发展方针,但在医保领域,城乡间的差距依然明显存在。

新中国成立后,中国社会经历了从战争到和平的过渡,中国的医疗卫生体制也必须从满足战争需要发展到满足广大人民群众切身需要的阶段。这一时期确立的医疗卫生事业发展的四大原则,既带有浓烈的阶级属性和鲜

① 中共中央文献研究室.建国以来重要文献选编:第二十册[M].北京:中国文献出版社,2011.
② 傅虹桥.新中国的卫生政策变迁与国民健康改善[J].现代哲学,2015(5):44-50.
③ 黄树则,林士笑.当代中国的卫生事业:上[M].中国社会科学出版社,1986:8.

明的革命化色彩,同时也是中国共产党推动医药卫生事业为国家建设服务的积极尝试。在四大原则的指引下,中国形成了由农村合作医疗制度、公费医疗制度、劳动保险制度构成的"三位一体"的医疗保障体系。尽管城乡间的医疗保障发展存在着客观不平衡的问题,但中国的医疗卫生事业始终坚持社会主义的原则,充分展现出新中国的医疗保障事业追求最大程度的覆盖面,以强大的中央政权力量,推动医疗卫生资源惠及普通民众。

3.1.2 城镇职工医疗保障制度的建立与发展

1949—1978 年,城镇职工医疗保障制度包括劳动保险制度和公费医疗制度两类。1951 年 2 月,中国以法律的形式,确立了劳动保险制度,以保障奋战在工业化建设一线劳动工人的基本权益。城镇职工劳动保险支付规定,见表 3-1。

表 3-1　城镇职工劳动保险支付规定[①]

报销事项	支付范围
因工负伤	全部治疗费、药费、住院费、膳费、就医路费等
因公残疾	按月发放抚恤费或补助费等
疾病或非因工负伤	治疗费、住院费、普通药费等;住院时长少于 3 个月,工资发放 50%～100%;连续医疗 3 个月以上,工资发放 30%～50%作为救济费;连续停工以 6 个月为限,超过 6 个月按残疾退职待遇办理

　　劳动保险制度的推行使基层厂矿工人拥有了基本的医疗卫生保障,工人医院、残疾人养老院、休养所等为工人提供医疗服务的机构相继建立起来,工人生产劳动的积极性得到显著提升。但在制度初行阶段,依然暴露出一些普遍的问题:例如劳保基金管理松懈、财务工作效率低下、对患有慢性疾病的工友救助力度不够,以及业余疗养所数量有限等。[②]

　　北京市在实施劳动保险制度方面积累了有益的经验,其具体做法曾被刊载在《人民日报》上广泛宣传。北京市面向拥有在京户籍的贫困居民和工

---

　　① 中共中央文献研究室.建国以来重要文献选编:第二册[M].北京:中央文献出版社,1992:57-58.
　　② 中央档案馆,中共中央文献研究室.中共中央文件选集:1949 年 10 月—1966 年 5 月:第五册[M].北京:人民出版社,2013:445-447.

人,出台免费医疗办法,使他们无论在急诊还是门诊环节,都能得到免费的看诊和住院服务。其中,门诊免费的定点医院包括协和医院、妇婴医院等共计 44 家医疗单位。全市每日门诊免费名额为 967 名,按各区情况适当分配;住院免费的定点机构主要分布在 9 家医院,并提供免费住院病床 174 张。[①]

1952 年 6 月,中央政府出台《政务院关于全国各级人民政府、党派、团体及所属事业单位的国家工作人员实行公费医疗预防的指示》,决定自同年 7 月起,在全国尝试推行公费医疗制度。公费医疗制度的报销范围涵盖诊疗、手术、住院、门诊、处方等多项治疗费用,其医保资金由中央财政统一拨付,各级医疗卫生部门在此基础上进行统筹支付。[②]

此后,各省市陆续成立了公费医疗的统筹和管理机构。北京市公共卫生局在 1952 年 7 月 16 日正式成立公费医疗预防实施管理委员会,抽调专职干部负责管理委员会的日常工作。为了加速医院床位的周转率,北京市实行医疗责任制,分配给各指定医疗机构固定的公费医疗业务,鼓励医院利用空闲房间成立临时疗养院,以收容恢复期的患者。华东大区和上海市机关也于 1952 年 7 月开始实行公费门诊医疗制度。上海市全市公私立医院及 30 个区的诊疗站和各机关的直属门诊部、门诊所的力量和 30 余名开业医师和护士参加各区诊疗所的业务,截至 1952 年 7 月底,已为 6 700 余人提供公费医疗服务。同期山东、广东等省和内蒙古自治区也开设了公费医疗门诊。东北、西北、西南和中南各大区的部分省市既设立了公费医疗资金的管理统筹部门,也在公立医院全方面推动公费医疗的服务项目。另外,为扩大实行公费医疗机构的数量和规模,各省市卫生主管机关还负责选择适当的私立医院、诊所、医生,实行责任医疗制,并与之订立保健合同与制度,保证工作人员享受门诊和住院的便利。[③]

在 1957 年的全国卫生厅局长会议上,有建议指出:公费医疗患者中有些患者其实并没有患病,这就使门诊造成不必要的拥挤。药品(特别是贵重药品)的生产跟不上需要,而公费医疗中药费的浪费很大。武汉一患者 1 个

---

①　王健躬.市公共卫生局制订办法 贫苦市民免费医疗[N].人民日报,1950-07-19(3).

②　山东省卫生厅.山东医疗管理:公费医疗·劳保医疗·干部保健文集:1952—1991 年[M].济南:山东人民出版社,1992.

③　各地卫生部门积极进行公费医疗预防工作[N].人民日报,1952-08-19(1).

月领了 100 瓶虎骨酒,不是患者个人喝,而是全家喝。有个患者要求医师 1 次开 40 剂贵重中药,有些人开了 7 天的药只吃了 3 天。许多地方公费医疗经费超支,例如武汉市 1956 年超支 60 万元。这次会议讨论了改进公费医疗制度的办法。大家都主张加强对享受公费医疗的群体进行节约教育,并且鼓励个人平时注意锻炼身体和讲究卫生;教育医务人员节约药材。有人主张采用门诊收费、药品收费或从整个医疗费用中收取一部分费用的办法来防止浪费。[①]

公费医疗制度虽然对保护国家工作人员和高校学生的健康起了重要作用,但在执行中也出现了一些问题。一方面,各种费用的报销较为混乱,具备享受公费医疗资格的人员,存在乱取药、高开支的问题,甚至要求医生开出本不必要的医疗服务项目和滋补营养品,造成了明显的浪费。另一方面,权力寻租的问题也潜滋暗长,特别是有个别领导干部利用疗养之际,带着家属、医生和护士游山玩水,造成不良影响,致使公费医疗的经费出现很大超支,在 1960—1964 年,公费医疗经费的超支额已达 3 亿元。为改进公费医疗制度在执行环节存在的弊端,卫生部党组在《卫生部党组关于改进公费医疗的报告》中提出了改进的办法:一是加强对医疗经费的管理,特别是要提前编制出经费预算清单,严控超支问题;二是改变全额支付的规定,除工伤事故等特殊情况外,享受公费医疗的人员其医疗费用要由个人承担一部分;三是必须强化对医务人员的思想教育,杜绝医务人员腐败之风,要求医务人员秉承实事求是的医护原则;四是增加对城市医院的监管,在实行公费医疗制度的基础上,要方便普通民众到门诊就医。这份报告得到了党中央及国务院的高度重视。党和政府决定从 1964 年起推动公费医疗制度改革,将公费医疗经费预算标准定为每人每年 18 元,并同意卫生部拟定的具体改革建议。[②] 由此,我国的公费医疗制度基本定型。

3.1.3 农村合作医疗制度的创建与推行

农村合作医疗制度在 1956 年河南农村实践中被最早使用[③]。后来,针

---

① 全国卫生厅局长会议:主张改进公费医疗实施办法[N].人民日报,1957-04-19(4).

② 中央档案馆,中共中央文献研究室.中共中央文件选集:1949 年 10 月—1966 年 5 月:第四十七册[M].北京:人民出版社,2013:131-134.

③ 姚力.当代中国医疗保障制度史论[M].北京:中国社会科学出版社,2012:65.

对农民生病治不起的状况,加之我国医务人员特别是经过正规培训的医务人员相对匮乏,由国家或集体承担大部分出资额的农村合作医疗制度应运而生。农村合作医疗制度的发展阶段与具体内容见表 3-2。

表 3-2　农村合作医疗制度的发展阶段与具体内容①

发展阶段	具体内容
1950—1952 年	农村合作医疗制度初创,由于国家整体医疗基础薄弱,只能对危害性大的流行性疾病及特困农民实施免费治疗的医疗救助
1953—1957 年	农业合作化运动兴起,农村合作医疗制度初现雏形并发展出县级联合诊疗所
1958—1961 年	人民公社制度在农村推行后,农村的合作医疗由人民公社来承担,医疗费用多数由人民公社承担
1962—1966 年	1962 年起全国开始对国民经济进行调整,农村合作医疗制度也随之改革。既放开对公社、生产大队等各级合作医疗机构的管理,同时也赋予医生个人开办诊疗机构、推动合作医疗的权利
1967—1977 年	"文化大革命"爆发后,农村合作医疗制度进入了"大兴大办"的阶段,半农半医的赤脚医生人数激增,医疗卫生保健站覆盖到边远山区乃至海岛,农村合作医疗制度进入发展高潮

随着人民公社的巩固和发展,卫生医疗保健组织也有了更大的发展,符合医疗卫生标准的住院病床总数有 57 万多张,同时还配有大量的家庭病床和简易病床。一个为公社服务、为公社所有、以公社为中心的农村卫生医疗保健网已初步建立并日益健全。社办医院和诊疗所的数量明显增加,各级生产单位均设有独立的医疗服务机构,公社内还设有妇产医院和保健站专门为孕期和产后初期的女性社员提供医疗保障。公社的医护和保健人员实行流动看诊,并非全部坐班。他们深入田间地头、养老院、托儿所、工地、食

---

① 资料来源:张自宽.论合作医疗[M].太原:山西人民出版社,1993:4;张琪.中国医疗保障理论、制度与运行[M].北京:中国劳动社会保障出版社,2003:7;曹普.改革开放前中国农村合作医疗制度[J].中共党史资料,2006(3):134-144;姚力.当代中国医疗保障制度史论[M].北京:中国社会科学出版社,2012:9;李洪河.往者可鉴:中国共产党领导卫生防疫事业的历史经验研究[M].北京:人民出版社,2016:3.

堂等各个场所,为农民诊断并接受咨询。例如,湖南省零陵区一诊所的医务人员坚持巡诊和出诊制度,每天背着出诊箱风里来雨里去,跋山涉水替社员看病①。在他们的努力下,农村的医疗卫生条件有了一定的改善,特别是针对传染病和职业病的防治工作较新中国成立前已取得明显进展②。不过,农村的合作医疗制度,多采用行政命令的方式,因此发展较为曲折,各省市医疗发展水平依然存在地区间的差别。

至1964年,中国农村以县医院为中心,形成了贯穿县、人民公社、生产大队、生产小队的医疗卫生服务体系,并配有部分常用的医疗设备。在少数民族地区,过去极缺医疗设施,农民和牧民生病很难得到正规救治,这种情况在新中国成立以后发生了巨大的变化。为继承和发扬中国传统医药遗产,全国各级医院还大力发展中医服务,推动实现中西医结合,或设立专门的中医院,这对提高医疗效率具有积极作用。此外,各级城乡医疗机构也面向劳动人民改进医疗制度,为患者创造了各种便利条件。③

自1965年起,为发展人民卫生,中国医疗卫生工作的重点转移到农村④。通过国家统一调度,城市在人力、设备、防疫、教育、科研等方面支援农村,以促进医疗下乡。医疗下乡是发展农村医疗保障事业的重要手段,充分体现出新中国社会治理中"包下来"的基本思路。1965年以后,卫生部计划将全国城市中1/3的医疗工作者派往农村,同时组建巡回医疗队等临时性的医护组织,前往交通不便、经济落后的山区,为当地民众提供医疗服务。⑤为发展农村的医疗卫生事业,毛泽东发布了"六·二六"指示,明确医疗卫生事业的服务对象和发展路径。首先,医疗卫生事业的发展是为了人民,在我国农民人数最多。20世纪60年代末,大批医务人员奔赴农村,建立了县、人民公社、生产大队三级医疗卫生机构,赤脚医生群体的规模发展扩大。其次,通过预防、健康教育,把卫生服务和群众运动结合起来。最后,把医疗资源集中到农村去,培养大批医生尤其是赤脚医生奔赴农村,提供基本医疗卫生服务

---

① 为广大劳动人民的健康服务 城乡医疗卫生保健网初步形成[N].人民日报,1964-09-29(5).
② 坚持政治挂帅 密切结合生产 大搞群众运动 全国卫生工作呈现新面貌 建立了一个为人民公社服务的农村卫生医疗保健网[N].人民日报,1960-02-10(4).
③ 同①.
④ 切实把医疗卫生工作的重点放到农村去[N].人民日报,1965-09-01(1).
⑤ 中央档案馆,中共中央文献研究室.中共中央文件选集:1949年10月—1966年5月:第四十九册[M].北京:人民出版社,2013:226-236.

而不是针对城市提供高端医疗服务,使得人民的预期寿命大幅度提高。①

　　在医疗下乡方针的引导下,大批城市的医学教师、医生、护士、保健员被派至农村。上海市先后组成了 32 个巡回医疗队,有超过 300 名医疗工作者,在上海市周边的乡村开展医疗服务,并培育当地的医护人员。上海市医疗队的服务态度好,工作认真负责,用药时注意减轻患者的经济负担,治好了不少疑难病症和危重患者。上海市医疗队在农民中受到了广泛欢迎,被盛赞为“毛主席派来的好医生”。② 上海市政府提高了对上海市周边乡镇医疗卫生事业的重视程度,要求市卫生局和各县政府卫生科应及时总结经验,引导医疗卫生工作朝着适应广大农民需要的方向推进。为支援农村卫生建设,上海市自 1964 年起分批组织城市医务人员成立巡回医疗队或卫生工作队,下到郊区或县城农村,并选派 200 多名市区医护人员留在农村基层医疗机构工作。至 1966 年,上海市全市农村共建立了 196 所卫生院,各卫生院均设有简易病床共计 2 674 张。此外,各卫生院还都设有防保组、妇幼保健组,负责预防保健和妇幼卫生工作。③

　　这一时期医疗卫生保障事业瑕瑜互见,在初步探索中积累了有益的经验,但也有明显的不足。就发展经验而言,中国推行群众路线,以“低水平、高覆盖”的方式在国家财力和总体医疗资源有限的情况下,依靠集体力量解决经费、医疗资源和医护人员等匮乏的问题。这是欠发达国家在最初发展阶段进行的一次有益尝试。其中,合作医疗、村级保健站和赤脚医生的做法,资金投入少且健康收益大,可谓中国首创,是对中国农村医疗保障事业发展具有积极意义的重要法宝。④ 中国农村医疗卫生条件的改善极大地提升了婴儿的存活率⑤。在 1952—1982 年,中国婴儿死亡率从 200‰ 下降到34‰⑥。医疗卫生机构归国家所有,国家对医疗卫生机构进行运行和管理,

　　① 李玲.医疗卫生改革的问题与出路:毛泽东“六二六指示”的崭新探索[J].现代哲学,2015(5):36-38.

　　② 中央档案馆,中共中央文献研究室.中共中央文件选集:1949 年 10 月—1966 年 5 月:第四十九册[M].北京:人民出版社,2013:112.

　　③ 《上海卫生工作丛书》编委会.上海卫生:1949—1983[M].上海:上海科学技术出版社,1986:23.

　　④ 仇雨临.中国医疗保障 70 年:回顾与解析[J].社会保障评论,2019,3(1):89-101.

　　⑤ BLUMENTHAL D, HSIAO W. Lessons from the East:China's rapidly evolving health care system[J]. The New England journal of medicine,2015,372(14):1281-1285.

　　⑥ 同⑤.

医疗基本免费。20 世纪六七十年代,中国的基础医疗卫生服务(初级诊疗制度)为减少传染病、孕产妇和新生儿疾病作出了巨大贡献[①]。1978 年,世界卫生组织召开了阿拉木图会议,会上对中国的经验进行了推广,并称中国解决了一个连发达国家也无法解决的问题。这次会议是一个里程碑式的会议,对作为发展中国家的中国的医疗卫生工作进行了高度评价。[②] 我国的医疗卫生事业得到了国际社会的认可。此次大会上,与会国家借鉴中国的做法,并结合其他国家的经验,订立了《阿拉木图宣言》。与会国家积极致力于促进全人类健康事业的发展。[③]

然而,在 1949—1978 年,中国的医疗卫生保障事业仍旧存在突出的问题。一方面,卫生工作与群众运动相结合的原则过分强调群众动员,依赖群众智慧发展大众医学,很大程度上忽视了医学卫生领域的专业性、技术性特征。时任卫生部部长的贺诚在第二届全国卫生会议的总结报告中批评了单纯依靠卫生法规条令、仅仅依赖卫生工作者和少数专家、唯独依赖近代化设施和药物等做法。[④] 虽然当时中共中央依然强调要引导医疗专家与群众相结合,但随着“大跃进”运动和人民公社化运动的兴起,在“医疗卫生政治化”“医疗卫生革命化”的大背景下,专家的作用愈发被弱化甚至专家本人也遭到批判,而医疗药物和仪器设施也长时间得不到改进,这就为医疗卫生技术水平的提升带来了负面影响。另一方面,这一时期各项医疗保障制度,也存在经费开支过大等问题。尽管卫生部和各级地方主管部门曾多次针对医疗保障制度进行调整,但收效有限。在劳动保险制度和公费医疗制度体系中,个人的出资比例微乎其微,这造成了医疗费用和药品的大量浪费,甚至出现套取、骗取医保费用和药品的不法行为。[⑤] 企业对员工及其亲属的医保支付,无疑增大了企业自身的开支,为企业的日常经营与扩大再生产带来了巨大压力。为解决上述问题,改革开放后,党和政府对城乡医疗保障制度进行

---

① LI X,LU J,HU S,et al. The primary health-care system in China[J]. The lancet,2017,390(10112):2584-2594.

② 李玲.卫生健康 70 年的发展是中国奇迹最亮丽的一部分[N].21 世纪经济报道,2019-09-24(4).

③ 同①.

④ 中央档案馆,中共中央文献研究室.中共中央文件选集:1949 年 10 月—1966 年 5 月:第十一册[M].北京:人民出版社,2013.

⑤ 邹长青,田月,郇波,等.中国医疗保障制度发展的历史演进(1949 年~1978 年):兼论医疗保障政策史[J].医学与哲学,2018,39(6A):81-86.

了全面调整,在"摸着石头过河"的求索和尝试中,走过了艰难曲折而又革旧布新的中国特色之路。

3.2　改革开放时期医疗保障制度的改革发展(1979—2002 年)

在 1979—2002 年,由于集体经济的瓦解,合作医疗制度迅速萎缩,医疗卫生的内容从以预防为主变为以治疗为主。参照企业模式对医院进行管理虽然一定程度上提高了微观效率,但是市场化和私有化一旦主导医疗市场,其不可避免会造成医疗发展不平衡的后果。看病难、看病贵等社会问题不仅没有解决反而可能会愈演愈烈。这一时期中国注重强化政府责任和完善监督、筹资机制以及采取措施保障医疗卫生公平性等做法,也为下一阶段的医疗保障制度改革提供了经验参考。

3.2.1　建构新型医疗保障制度的总体方略

中国实行改革开放后,积极探索建立社会主义市场经济体制。其中,医疗保障的市场化、产业化是这一阶段的总体发展方略。新中国的合作医疗制度虽然曾广受好评,但是 1978 年中共中央要求压缩非生产性开支,合作医疗失去大量经济来源,赤脚医生也因为不是生产性人员而被迫减少。农村医疗保障自负盈亏的方式增加了农民的负担,传统的农村合作医疗制度濒临消亡。[①]

1981 年起,根据中共中央出台医疗卫生保障事业的新方针,国家大力推进市场化进程。至 1987 年,中国的卫生部门已全面鼓励个人承包或集体经营部分长期亏损的医疗机构,并提倡在不同医疗机构间开展技术与服务竞争。包括内蒙古在内的多个自治区和省份,已有 60%～70% 的乡镇卫生院一改过去沉闷、消极等待患者上门的作风,开始有了活力。一些乡镇卫生院初步改变了人浮于事、业务清淡的状况,村级卫生院得到发展。[②]

在农村传统合作医疗退出历史舞台之际,城镇职工医疗卫生体制改革

---

① 王绍光.学习机制与适应能力:中国农村合作医疗体制变迁的启示[J].中国社会科学,2008(6):111-133,207.

② 农村医疗卫生事业添活力[N].人民日报,1987-01-09(1).

继之而起。在计划经济模式下，国家和企业作为城镇职工的后盾，基本承担了城镇职工看病的费用，社会集资和个人出资额极少，甚至职工家属在一定程度上也享有医保福利。医保基金的滥用和浪费使各级财政的支出额度不断扩大，给企业带来了沉重的发展包袱。1984年城市经济体制改革后，国有企业的经营面临全面调整，不少经营困难的企业逐渐被市场淘汰，其员工也随之失去了医疗保障。因此，必须进行医疗保障制度改革，才能实现城镇职工医保的长远发展。此次医疗保障制度改革的主旨，一方面在于改变过去医保报销费用的支付结构，突破"包下来"的思维窠臼，扩大社会统筹，提升个人出资额；另一方面在于解决由个人"搭便车"而带来的低效、浪费、腐败等问题，提升城镇职工合理使用医保账户的意识，让人们从依赖国家、单位的"大锅饭"中解脱出来。同时，在医疗发生个人难以承受的困难时，个人能够得到基本医疗保障。①

为适应市场化改革的趋势，中共中央的改革目标是通过进行城镇职工基本医疗保险、医疗卫生和药品生产流通三项改革，构建新型城镇医保体系，进而在提升医保账户基金使用效率的同时，追求社会公平，扩大医保的覆盖范围②。在此目标方针的引导下，城镇和农村医疗保障制度在1979—2002年均发生了重大改革，中国医疗卫生事业也进入了在曲折中前进的历史时期。

3.2.2　城镇医疗保障制度的市场化改革

"八五"期间，在中共中央、国务院的领导下，多部门共同协作配合，积极而慎重地改革当时的公费医疗制度和劳动保险制度，探索城市新型职工医疗保险制度。1994年年初，国务院在江苏省镇江市和江西省九江市建立医改试点，尝试实行"社会统筹与个人账户相结合"的举措，全国其他各地区的试点也在陆续推进。③ 1996年，医疗保障制度的改革范围进一步扩大，全国改革试点已扩大到50多个城市。同年，医疗改革的幅度进一步加大，中共中央确立了更为明确的医疗改革方向。第一，关于城镇医疗保障的资金来

---

①　职工医疗保障制度改革势在必行[N].人民日报,1996-04-11(1).

②　李岚清.全面推进医药卫生体制改革 让职工群众享有更好的医疗服务[N].人民日报,2001-01-05(1).

③　艾笑."八五"医疗卫生改革回顾：卫生部部长陈敏章访谈录[N].人民日报,1996-01-25(5).

源,须由国家、单位、职工个人三方承担;第二,从制度层面,约束医患双方的行为,优化医疗资源配置并保证医保资金得到合理有效的利用;第三,城镇职工的医保资金由国家财政统一管理,专款专用;第四,在管理渠道方面,鼓励各省结合自身情况制定改革细则与医保缴费标准,职工医保实行属地管理模式。[①] 1997 年,中央进一步出台改革规定,着力控制医疗费用的不合理支出[②]。

职工医疗保障制度改革推行后,北京市尝试在 2000—2001 年各级医疗机构实施基本医疗保障工程。实施基本医疗保障工程的具体举措包括:第一,拓宽医疗服务范围,增加社区卫生机构;第二,加强对医疗机构的监管,做到对症下药,同时实现收费公开透明;第三,继续加大"总量控制、结构调整"改革的力度,重点是控制城镇职工基本医疗保险确定的基本药品和基本医疗服务费用;第四,建立良性的竞争秩序,为参保人提供多家定点医院备选,并推动医院彼此间的医疗与科研合作;第五,政府主导的卫生管理部门要发挥作用,严厉查处乱收费、乱开药的行为,规范医疗器械、药品的流通渠道。[③]

进入 21 世纪,城镇医保的改革路径进一步朝着市场化的方向发展。与此同时,为避免出现过度市场化的问题,特别是要杜绝"以药养医"等不良现象,改善民众医疗费用开销过大等问题。由此,医疗改革更强调建立公开透明的医疗运行机制、费用分担机制、医疗资源使用监管机制以及医疗服务公平竞争机制。[④] 在 1979—2002 年,中国医疗改革的总体方针凸显出放权让利的特征。国家承担的医保费用额度大幅降低,企业和社会统筹力度加大,个人出资额度也有所增加。这与该阶段中国顺应改革开放的历史趋势与政策大环境紧密相关。[⑤] 但是,一旦政府对医保领域的投入减少,医疗卫生机构公益层面的功能被弱化,医疗卫生机构引入绩效和竞争机制,自负盈亏,

①　王彦田,龚永泉.医疗保障制度改革扩大试点:全国 50 多个城市年底启动[N].人民日报,1996-04-11(4).

②　中共中央文献研究室.十四大以来重要文献选编:下[M].北京:人民出版社,1999.

③　北京实施"基本医疗保障工程"[N].人民日报,2000-04-18(5).

④　李岚清.全面推进医药卫生体制改革 让职工群众享有更好的医疗服务[N].人民日报,2001-01-05(1).

⑤　陈秋霖,傅虹桥,李玲.医疗保险的全局效应:来自中国全民医保的证据[J].劳动经济研究,2016,4(6):3-21.

则会被卷入市场化的浪潮中。在此情况下,医疗卫生机构产业化带来的不利影响日渐显现。在 20 世纪 90 年代以后,与其他发展中国家相比,中国的人均预期寿命未能出现显著增长,与此时间段中国人均 GDP 的快速增长形成鲜明对比。中国与其他国家的人均 GDP 对比趋势见图 3-1,中国与其他国家的人均预期寿命对比趋势见图 3-2。

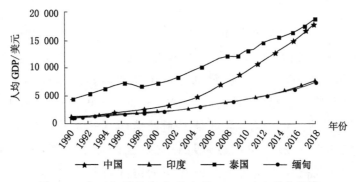

图 3-1　中国与其他国家的人均 GDP 对比趋势图①

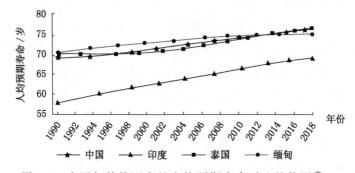

图 3-2　中国与其他国家的人均预期寿命对比趋势图②

　　由图 3-1 和图 3-2 可知,与中国地理位置、发展水平相似的印度、泰国、缅甸等国相比,中国在 1990 年后人均寿命的增长速度赶不上人均 GDP 的增长速度,社会发展的速度没有很好地在健康水平上得到体现,中国经济发展对医疗卫生的带动效率较低。医疗卫生机构的产业化改革导致医疗卫生机构在治病救人中优先考虑市场效益,逐利性成为医疗卫生机构的重要特

---

① 资料来源:世界银行数据库。

② 同①.

点,例如公共卫生机构方针从"预防为主"变为"治疗为主",存在过度医疗和过度用药等现象,市场化趋势大幅削减了医疗卫生机构在社会发展中本该起到的重要作用。

另外,随着医疗卫生机构产业化改革的深入,医疗卫生机构的逐利性、商业化与治疗的效率低下、铺张浪费等问题交织并存。对于国有制和集体所有制的公立医疗机构而言,在产业化改革中公立医疗机构的财务情况严重依赖于创收活动,即存在所有权"公有"和行为"私有"的矛盾。一方面,在20世纪90代初,政府对公共医疗卫生机构的补贴仅占医疗卫生机构收入的10%,但为了生存和发展,政府允许医疗卫生机构将高科技诊断和优质服务定在较高的水平,并允许医院赚取药品15%的利润率。这一系列定价机制对医疗服务提供者产生了不合理的激励,他们不得不为了剩余的90%的收入进行逐利活动,各级医疗卫生机构变成了追求利润的实体。另一方面,医疗服务提供者和制药企业进行经济合作,也使问题进一步复杂化。例如,75%的普通感冒患者和79%的住院患者在就诊时拿到医生开具的抗生素药物,此比例高于国际平均水平。[①] 在农村地区医疗服务提供者和制药企业合作的现象较为严重。作为医院的主体组成,公立医院看病难、看病贵等现象实际上也是一种政府失灵和市场失灵的体现。一方面这些医院受到政府各部门政策的约束,不是完全的市场主体,在人员聘用和使用上没有自主权;另一方面这些医院的动力来自利润,具有逐利性,这与其他营利的机构是类似的,都需要通过创收来满足自身运行的开支和对人员进行激励。

在医疗产业化卫生机构产业化改革进程中,公立医院和私立医院之间的竞争问题也值得重视。私立医院在中国的存在感较弱,所起到的医疗保障作用并不大。但是,在医疗产业化的背景之下,公立医院和私立医院之间产生了类似营利性医院竞争的关系。进入这个市场的私立医院将用更高的报酬与老牌公立医院竞争,以吸引最好的公立医院医生,提高自身的医疗质量,由此产生的更高的运营成本会转嫁给患者或保险公司。为了对抗私立医院"抢夺"公立医院优秀医生的这一行为,公立医院将不得不提高医务人员的工资,并参与医疗"军备竞赛",这进一步偏离了以初级保健为中心的服

---

① YIP W, HSIAO W. China's health care reform: a tentative assessment[J]. China economic review,2009,20(4):613-619.

务模式。同时医疗"军备竞赛"也造成了对高科技诊断测试和昂贵医药的过度使用,因为这些能产生利润并且患者也无法专业判断临床护理质量,更有甚者,若有一家私立医院的母公司是一家制药公司或者医疗设备公司,那么开出过量处方的动机就会更加强烈。综合而言,在医疗产业化的大背景下,以初级卫生保健为中心的服务模式以及公平可负担的医疗服务将逐渐消沉。公立医院的逐利性会导致医疗成本升级,主要关注制药和高科技诊断测试这些使用效率低、成本高但是能产生利润的服务;私立医院的资本注入则可能进一步加剧这些趋势,由于保险的偿还能力有限,私立医院只能将高昂的医疗费用作为自付费用转嫁给患者,进一步导致看病难、看病贵,由此造成了医疗服务的不平等。一端是富人享受私人医院提供的优质医疗,另一端则是普通民众无法承担公立医院的自付花费,对普通民众的身体健康产生影响,长此以往也会间接导致保费上升。[①] 因此,医疗过度市场化不仅导致了医疗资源不平等加剧,影响了分级诊疗体系正常运行,更使个人自付费用随着市场过度化的发展逐年加重。从医疗卫生费用结构来看,"放权让利"的医疗机构产业化政策实施后,伴随着产业化和保险模式的改革,医疗的过度市场化将导致民众医疗卫生负担越来越大。1979—2017 年,中国医疗卫生费用支出构成结构见图 3-3,1979—2017 年中国医疗卫生费用支出情况变化趋势见图 3-4,1979—2017 年中国人均医疗卫生费用支出情况变化趋势见图 3-5。

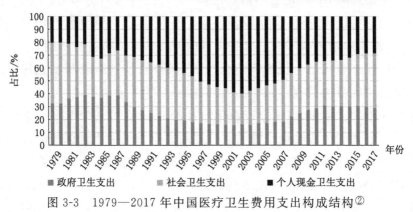

图 3-3　1979—2017 年中国医疗卫生费用支出构成结构[②]

① YIP W,HSIAO W. Harnessing the privatisation of China's fragmented health-care delivery[J]. The lancet,2014,384(9945):805-818.

② 资料来源:国家统计局网站。

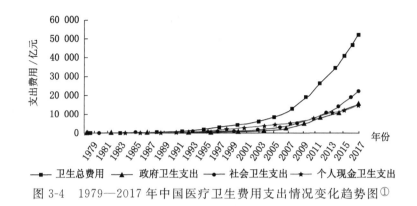

图 3-4　1979—2017 年中国医疗卫生费用支出情况变化趋势图①

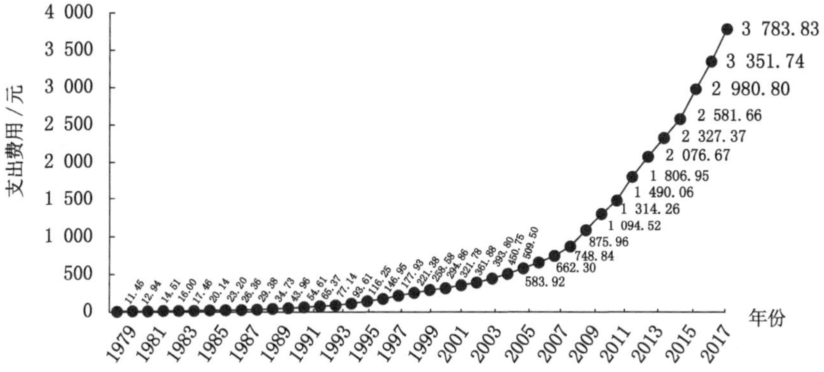

图 3-5　1979—2017 年中国人均医疗卫生费用支出情况变化趋势图②

　　改革开放后,政府缩减对医保领域的财政支出,同时,国有企业在 20 世纪 90 年代的转产或倒闭也促使医保的覆盖面大幅降低。不少医院作为营利性机构,在市场化的竞争中走上了逐利的道路。原有的卫生健康制度随着经济体制的改革而瓦解,市场化、商业化的医疗卫生机构以及与之伴随的资源分布不均破坏了分级诊疗体系。医疗卫生服务需求量增加、需求更加多样化,普通民众看病难且开销大。自 1994 年起,国家重建卫生健康制度,在江苏省镇江市、江西省九江市两地建立试点开展医保体制改革,一定程度上缓解了医疗市场化带来的问题。但在这一时期,不少医疗卫生机构依然存在企业化和商业化倾向,导致基层公共卫生体系、药品流通体系都出现了

① 资料来源:国家统计局网站。

② 同①.

许多问题。① 在这一时期,政府未对医疗机构的逐利行为采取措施加以有效控制,医疗资源地区间、城乡间差距扩大,看病难、看病贵问题逐渐加剧,国家对医疗保障、医疗卫生、药品流通等领域也缺乏统筹管理。② 因此,推动城镇医疗卫生制度的改革之路还有诸多困难亟待解决。随着市场化趋势的发展,农民的医疗保障面临极大的困境,农村合作医疗制度在这样的背景下经历了从废除到重建的复杂进程。

3.2.3 农村合作医疗制度的重建

改革开放以后,中国农村陆续进行市场化经济体制改革,家庭联产承包责任制取代了以公社为基础的集体劳动模式,人民公社陆续瓦解,以生产大队或生产队为单位开展的合作医疗形式宣告终结。不少个人出资承包经营农村地区的卫生所和诊所。国家财政的改革推动了医保筹资方式的变迁,医保的经费支持更加依靠地方财政。然而,由于中国各地经济发展水平不同,经济欠发达地区的医保资金难以持续供应,这种情况在县乡层面尤其突出。在 1979—1989 年,政府对农村的医疗保障并未给予更多的重视,未能出台专门性文件加以扶持。根据 1985 年的相关数据,实行农村合作医疗制度的行政村仅占全国行政村总数的 5%,且主要分布在长三角地区。③ 重建和发展面向农民的医保制度成为党和政府面临的严峻课题之一。

为改善农村的医保制度,中共中央、国务院决议重启合作医疗模式,并在 20 世纪 90 年代以后探索实行。在改革开放的形势下,新建的农村合作医疗制度与人民公社时期的医疗制度迥然不同,更加强调将社会力量引入医保体系中,注重将个人出资与社会集资相融合。农村合作医疗制度分三阶段依次推进,在第一阶段(1989—1990 年)注重培养农村医护人员,建立"县—乡—村"三级医护系统;在第二阶段(1991—1995 年)全面推进农村初级卫生保健工作,并力争在第三阶段(1996—2000 年)实现全面达标。④ 国

---

① 江宇.从"世界卫生奇迹"到"建设健康中国"[J].中国卫生,2018(12):14-17.
② 李玲,江宇,陈秋霖.改革开放背景下的我国医改 30 年[J].中国卫生经济,2008,27(2):5-9.
③ 李宁.中国农村医疗卫生保障制度研究:理论与政策[M].北京:知识产权出版社,2008:76-77.
④ 卫生部.关于我国农村实现"2000 年人人享有卫生保健"的规划目标[J].中国农村卫生事业管理,1989(11):2-6.

家在发展医疗卫生保障的同时,也在推进农村的卫生保健工作。[1] 此后,中共中央、国务院更加侧重于从政策层面积极改进农村医疗卫生保障工作的不足。1992—2002 年,在中央的高度重视和政策扶持下,农村合作医疗制度逐步进入恢复和重建时期。政府关于农村医疗卫生保障的政策规定(1992—2002 年)见表 3-3。

表 3-3　政府关于农村医疗卫生保障的政策规定(1992—2002 年)

时间	文件名称	新增核心内容
1992 年 9 月	《关于加强农村卫生工作若干意见的通知》	① 农民参保以"自愿互利"为原则;② 巩固"县—乡—村"三级医疗卫生系统;③ 各级财政增加对农村医疗服务机构的支持力度;④ 吸纳社会力量为农村医疗发展提供支持
1997 年 1 月	《关于卫生改革与发展的决定》	① 优化农村医疗队伍建设,提升医护人员的业务技能和专业素养;② 城市支援农村;③ 扶持贫困地区和少数民族的医疗卫生事业
1997 年 5 月	《关于发展和完善农村合作医疗的若干意见》	① 以"自愿量力、因地制宜、民办公助"为原则;② 做好农村合作医院的宣传和试点工作;③ 科学管理资金,加强程序监管
2001 年 5 月	《关于农村卫生改革与发展的指导意见》	① 全面发展农村的初级卫生保健;② 改革乡镇医院;③ 保证药品供应,监督药品使用
2002 年 10 月	《关于进一步加强农村卫生工作的决定》	① 发展农村的公共卫生工作;② 加大对农村卫生工作的投入;③ 农村合作医疗与医疗救助并行发展
2002 年 12 月	《关于农村卫生机构改革与管理的意见》	① 合作医疗以发挥公立医疗机构的作用为主,同时鼓励民办医疗机构积极参与;② 控制乡镇医院的数量和规模,扩大村级医疗机构的覆盖面;③ 完善基层医疗机构的人事管理制度;④ 加强对农村各级医疗卫生机构的监管

在 1979—2002 年,农村合作医疗制度经历了从废除到恢复的曲折历

---

[1]　龚幼龙.初级卫生保健工作管理程序的研究[J].中国初级卫生保健,1990(5):20-24.

程。相比于改革开放前,农民的生活水平和就医条件确实获得了明显改善。然而,农村医保体系的发展依然面临困境,部分农村居民缺乏基本的医疗保障,城乡医疗卫生资源也存在明显的失衡问题。药品价格高、医疗服务成本大,这一方面加重了农民的医疗负担,另一方面也无法从根本上缓解农村医疗资源贫乏的状况。农村的合作医疗制度推行速度较缓,覆盖率仅为15%左右。① 面对农村庞大的人口数量和日益增长的就医需求,要改善农民"因病致贫""因病返贫"等困境,农村合作医疗制度的发展亟待调整方向和策略。

为此,自2003年起,中国开始探索建立新型农村合作医疗制度。在此前农业合作医疗制度的改革基础上,进一步优化筹资机制、扩大参保范围,并发展针对贫困家庭的医疗救助制度。② 以发展新型农村合作医疗制度为突破口,中国的医疗卫生保障事业开始向高水平迈进。

3.3　医疗保障制度的深入调整(2003—2011年)

2003年,中国卫生部进行了一次卫生服务调查,发现中国依然有48.9%的人应就诊而未就诊,有29.6%的人应住院而未住院,看病难、看病贵问题依然存在。③ 为此,中共中央、国务院决定从2003年开始,在全国部分县市相继建立新型农村合作医疗试点,率先在农村实施医疗保障制度改革。城镇职工基本医疗保险改革也同步推进,于2007年起以试点的方式实施,并于2009年在全国推广。④ 另外,新医改⑤举措也在2009年正式出台。自2003年起,以改革农村医疗保障制度为着力点,一场覆盖城乡的医保制度改革就此拉开了帷幕。

3.3.1　新型农村合作医疗制度的实施

2003年非典的暴发使中国医疗卫生体系的弊病显露了出来,加之看病

---

① 艾笑."八五"医疗卫生改革回顾:卫生部部长陈敏章访谈录[N].人民日报,1996-01-25(5).
② 中共中央文献研究室.十五大以来重要文献选编:下[M].北京:人民出版社,2003.
③ 高强.发展医疗卫生事业,为构建社会主义和谐社会做贡献:卫生部部长高强在中宣部等六部委联合举办的形势报告会上的报告(摘要)[N].人民日报,2005-07-09(7).
④ 王延中.中国社会保障发展报告:2018[M].北京:社会科学文献出版社,2018.
⑤ 新医改,指中国自2009年以来推行的深化医药卫生体制改革.

难、看病贵的沉疴顽疾一直未能有效消除,探索医疗卫生体制改革的新路势在必行。新型农村合作医疗制度与传统农业合作医疗制度有明显不同,二者之间的主要差异见表3-4。

表3-4　新型农村合作医疗制度与传统农业合作医疗制度的主要差异[①]

存在差异的方面	新型农村合作医疗制度	传统农业合作医疗制度
主办方	地方政府	乡村或社区
资金来源	以中央和地方政府财政投入为主,乡村集体组织支付一定金额,农民自身再缴纳一部分	地方政府、集体统筹、个人自筹相结合
资金统筹层次	县级单位	村、乡级单位
报销类型	大病	小伤小病

与传统农业合作医疗制度相比,新型农村合作医疗制度更加突出以大病统筹为主要形式,并强调在全社会范围内提高医保资金的筹措层次。同时,新型农村合作医疗制度更加注重制度化建设,着重建立有效的管理和监督机制,严格审计,防止发生挪用、侵占等不法行为。[②]

自2003年起,多部委共同推动新型农村合作医疗制度落地。国家通过建立先行试点,查找问题、积累经验,再逐步向全国各地推广实施。至2010年,新型农村合作医疗制度已覆盖全国。为降低农民的缴费负担,地方财政对参保农民的资助标准为人均每年不低于10元,特别是对中西部地区参加新型农村合作医疗的农民,中央财政将列出专项资金予以扶助。[③]

自2003年新型农村合作医疗改革起步后,以试点地区为先导,新型农村合作医疗的改革措施渐趋推广,覆盖范围逐步扩大,首批试点有304个县,覆盖农民总数有9300多万人。[④] 部分试点地区在实践中,发现了一些问题并摸索出了一些有效的做法。为保证新型农村合作医疗试点工作顺利进行,卫生部联合民政部等多部委颁布《关于进一步做好新型农村合作医疗

---

① 王绍光.学习机制与适应能力:中国农村合作医疗体制变迁的启示[J].中国社会科学,2008(6):111-133,207.

② 李立清.新型农村合作医疗制度[M].北京:人民出版社,2009:30-32.

③ 白剑锋.我国推行新型农村合作医疗制度[N].人民日报,2003-01-23(11).

④ 柳建辉.中华人民共和国史:2002—2009[M].北京:人民出版社,2010:101.

试点工作的指导意见》,通过政策文件的形式纠正新型农村合作医疗试点工作中存在的不足。要求各地区在试点期间不要定指标,不要赶进度,不要盲目追求试点数量,要注重试点质量,力争试点一个成功一个,切实让农民得到实惠;并就坚持农民自愿参加的原则做好宣传工作、合理选择试点、完善筹资管理、新型农村合作医疗补助标准、药品质量、药品流通监管和农民看病报销手续等方面,作出更加细致确切的规定。

由于中共中央对新型农村合作医疗制度的高度支持,新型农村合作医疗的试点范围逐步扩大,参保农民总数显著增加。截至 2005 年 6 月底,全国将 641 个县(市、区)作为试点,参保人数为 2.25 亿,全国共补偿参保1.19 亿人次,补偿资金支出 50.38 亿元。[①] 经过两年的发展,至 2007 年 6 月底,实施新型农村合作医疗制度的县(市、区)共有 2 429 个,占全国总县(市、区)的 84.87%,参加新型农村合作医疗人口 7.2 亿,占全国农业人口的82.83%。[②]但是,新型农村合作医疗制度主要立足于保障农民医治重病,未能完全满足大多数人在常见病、慢性病等方面的医疗服务需求;农民自己还需缴纳一定的出资额,在家庭出现重大变故或经济收入骤然下降之际,农民参保的积极性会直接受到自身经济状况的影响。另外,新型农村合作医疗制度以县为单位进行审核与报销,但是中国各地区情况不一,县级政府的组织和管理能力良莠不齐,这也为新型农村合作医疗制度的贯彻实施带来更多不确定因素。为进一步改进新型农村合作医疗制度的弊端,中共中央决定对医疗卫生保障体制进行一次更加彻底的改革,新医改由此开始。

3.3.2 新医改的出台与重点突破领域

2009 年,《中共中央 国务院关于深化医药卫生体制改革的意见》指出,新医改共分两个阶段进行。第一阶段是 2009—2011 年,主要是扩大基本医疗保障制度的覆盖面,弱化公立医院的商业属性,增强公立医院公益服务职能,解决此前医保体制中存在的问题;第二阶段是 2012—2020 年,目标是在城乡范围内,建立完善基本医疗卫生制度,并扩大参保率。

---

① 全国新型农村合作医疗试点工作取得明显成效[EB/OL].(2005-12-30)[2023-01-04].http://www.gov.cn/ztzl/2005-12/30/content_142860.htm.

② 白剑锋.7.2 亿农民参加新型农村合作医疗:占全国农业人口逾八成[N].人民日报,2007-09-06(2).

新医改的总体目标明确后,中共中央出台相应举措,以推进新医改的目标有效实现。第一,转变政府职能,加强公共卫生管理;第二,加强重大传染病防治,重点控制艾滋病、肝炎、结核病、血吸虫病等重大疾病的发生和流行;第三,加强农村卫生建设,提高农民健康水平;第四,深化城市医疗体制改革试点,大力发展社区卫生服务;第五,切实加强医院管理,提高医疗服务质量。① 新医改围绕五个重点领域包括基本医疗保障制度建设、国家基本药物制度建设、基层医疗卫生服务体系建设、基本公共卫生服务建设、公立医院改革试点建设着力推行改革。

在新医改实施过程中,上海市进行了积极有益的尝试,构建了区域医疗卫生联合体的模式,以三级公立医院为核心,辐射周围的二级医院、社区医院;不同医院之间建立双向转诊、医疗资源共享、人员交流互动等多方面的合作机制。这一模式在上海市浦东新区实施以来,成效明显。上海市市中心周边县乡的居民可不必到市中心的三级医院,就能得到与之同等水平的医疗服务。②

3.3.3　新医改模式的经验与不足

近年来,我国社会基尼系数呈总体上升趋势。这意味着,中国社会各层级的收入差距正在逐步拉大,而由收入差距所带来的贫富差距也已经越来越明显。毫无疑问,这是中国社会内部经济发展方式逐步转变的结果,同时这也为新医改带来了严重的负面影响。即便政府加大力度投入,但是社会基层民众的收入水平仍旧缺乏足够能力承受沉重的医疗保障负担。1990—2015 年中国基尼系数的历史演进见图 3-6。

2009 年随着新医改全面铺开,医疗卫生服务和保障体系的弊病初步得到改善。经过 2009—2011 年第一阶段的发展,新医改首战告捷。至 2010年,我国已基本形成以城镇职工基本医疗保险、城镇居民基本医疗保险、新型农村合作医疗和城乡医疗救助等四项基本医疗保障为主体,其他多种形式医疗保险和商业健康保险为补充,覆盖城乡居民的多层次医疗保障体系

---

① 高强.发展医疗卫生事业,为构建社会主义和谐社会做贡献:卫生部部长高强在中宣部等六部委联合举办的形势报告会上的报告(摘要)[N].人民日报,2005-07-09(7).

② 吴焰.上海确定医改突破口 构建区域性医疗卫生联合体[N].人民日报,2009-02-19(5).

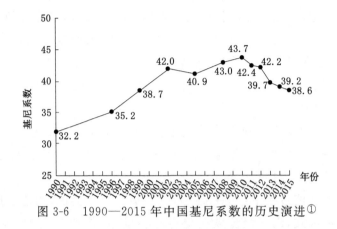

图 3-6 1990—2015 年中国基尼系数的历史演进①

框架。② 虽然新医改在第一阶段取得了许多成就,政府投入大幅度增加,但这一阶段依然存在亟待解决的过度医疗、效率低下、个人医疗负担较重等问题。③ 总之,在实施新医改的第一阶段,成就与问题相伴随生。

一方面,新医改取得了五大成就。第一,建立了覆盖城乡的基本医疗保障制度,至 2011 年,城乡居民参加职工医保、城镇居民医保、新型农村合作医疗人数超过 13 亿,覆盖率达到 95％以上,中国建立起世界上最大的医疗保障网;④第二,全国形成了标准统一的基本药品制度,药品的生产、流通、使用、监管更加规范合理;第三,基层的医疗服务体系进一步加强,硬件与软件设施的服务能力显著提高;第四,基本公共卫生服务的覆盖面更大,分配更为公平,特别是位于偏远地区和收入水平较低人群的看病就医条件得到明显改善;第五,公立医院建立了不少改革试点,不同层级之间的医院在医疗设备和就医服务方面加强了合作,同时医院的人事和绩效考核等制度也进行了综合性的改革。⑤

另一方面,新医改在取得突出成就的同时也存在一定的不足。首先,中国人口基数大,但医疗资源总量依然不足,很大程度上无法彻底满足各类群

---

① 资料来源:世界银行数据库。

② 完善城乡医疗保障制度:长案短说[N].人民日报,2010-10-20(20).

③ YIP W,FU H,CHEN A T,et al. 10 years of health-care reform in China:progress and gaps in universal health coverage[J]. The lancet,2019,394(10204):1192-1204.

④ 陈竺.深化医改取得重大阶段性成效 建立起世界上最大的医疗保障网[N].人民日报,2012-09-18(17).

⑤ 同④.

体的就医需要;其次,医保基金的管理和使用还存在不规范的问题,亟待进行深入调整;最后,大医院不堪重负,基层医院门可罗雀,不同经济收入水平的人群和医务人员均多有抱怨。①

　　由此可见,实现全民医保的目标依然任重而道远。基层医疗卫生组织薄弱、看病难、看病贵的情况依然存在。在 2007 年的"3·15"国际消费者权益日,中国消费者协会公布了两项调查:一是有的医保定点药店形同超市,销售各种商品,市民利用医保卡在此不是为了享受医疗服务,而是购买各种生活用品;二是某医院伪造住院病历,医生滥用职权骗取国家医保统筹基金。② 这些个案给医疗卫生保障体制的正常运转造成了阻碍。党的十八大召开后,中国进一步深化医疗卫生保障制度的全面改革,逐步向实现健康中国战略目标迈进。

3.4　党的十八大以来医疗保障制度的全面改革(2012 年至今)

　　2012—2020 年是全面落实新医改的第二阶段,也是最终验证阶段,其阶段性目标是进行系统的卫生保健改革,将资源转化为有效的服务。在第一阶段,新医改已显现成效,公共医院试点也初步建立,基本医疗公共卫生服务体系朝着均等化方向加快推进。但是,新医改的第一阶段依然未能解决中国医疗保障制度的诸多历史遗留问题,例如医药价格虚高、医药生产和流通监督不足、公立医院改革试点经验推广有限以及过度医疗等情况依然存在。在新医改实施的第二阶段,党和政府将着手解决第一阶段遗留的问题,公立医院的改革将成为重中之重。2017 年,党的十九大报告提出健康中国战略,进一步推动了中国卫生事业进入全面建设健康中国的新时期。

3.4.1　全面深化医疗保障制度改革的目标

　　党的十八大以后,党中央着力发展医疗卫生事业,进一步完善医疗卫生保障体制建设。习近平总书记在 2016 年的全国卫生与健康大会上指出,

　　① 陈竺.深化医改取得重大阶段性成效 建立起世界上最大的医疗保障网[N].人民日报,2012-09-18(17).
　　② 姚力.当代中国医疗保障制度史论[M].北京:中国社会科学出版社,2012.

"要把人民健康放在优先发展的战略地位,以普及健康生活、优化健康服务、完善健康保障、建设健康环境、发展健康产业为重点,加快推进健康中国建设,努力全方位、全周期保障人民健康。"①至此,推动健康中国建设,实现"医疗保障"向"健康保障"转型,成为党的十八大以来医疗保障制度的发展目标。②

在《"健康中国 2030"规划纲要》中,关于发展"健康保障"的目标有了更为系统的规划。第一,持续提升人民的健康水平,增强身体素质,至 2030 年人均预期寿命达到 79 岁;第二,有效控制危害人民健康的危险因素,在环境问题、食品药品安全问题等方面,进一步加强综合治理;第三,整合医疗资源,提高中国医疗卫生体系的服务能力;第四,发展健康产业,并提升健康产业在国民经济总量中的比重;第五,完善健康保障相关法律法规的制定,营造稳定的法治环境。

进入新时代,习近平总书记针对党和国家面临的新形势提出了医疗保障事业发展的新方针:以基层为重点,以改革创新为动力,预防为主,中西医并重,将健康融入所有政策,人民共建共享。③ 这 38 字方针,为中国发展健康保障事业提供了指导性原则。2020 年新冠疫情席卷全球,建立健全医疗卫生保障体系的重要意义更加凸显。2020 年的《政府工作报告》将加强公共卫生体系建设列为党和政府工作的重点。面对全球疫情的复杂局面,在协助全球"抗疫"的同时,中国自身将进一步改革疾病预防控制体制,完善传染病直报和预警系统,坚持及时公开透明发布疫情信息,加大疫苗、药物和快速检测技术研发投入,强化应急物资保障,强化基层卫生防疫。中国要真正实现医疗卫生保障体系覆盖传染性疾病、重大慢性疾病、一般普通疾病,实现全民"病有所医"的目标。

3.4.2 全面深化医疗保障制度改革的具体举措

在新医改实施的第二阶段,各地在整合既有医疗资源的基础上,着力引

---

① 把人民健康放在优先发展战略地位 努力全方位全周期保障人民健康[N]. 人民日报,2016-08-21(1).

② 顾雪非. 从"医疗保障"向"健康保障"转型[N]. 人民日报,2016-08-19(5).

③ 马晓伟. 全面推进健康中国建设:人民要论·回顾"十三五"·展望"十四五"[N]. 人民日报,2020-11-30(9).

进社会资本投入医疗卫生领域,增强医疗卫生领域的发展活力,提升医疗保障事业的现代化水平。

　　长期以来,在市场化机制的影响下,医疗卫生领域出现了诸多问题,尽管进行过多次调整,但依然未能彻底解决民众看病难、看病贵的痼疾。这些问题主要表现在以下方面:其一,忽视切实对人民有利的医疗卫生内容,例如康复科、病理科以及一些公益性项目,转而偏向营利性强的服务;其二,有可能存在将患者进行区别对待,热衷于高收入群体,忽视对基本医疗卫生服务的提供,对于经济困难的患者"置之不理"的现象;其三,由于患者与医生间信息不对称,医疗服务又具有专业性,医生出于营利创收心理,有可能违背医德伦理,对患者实施过度医疗,例如过多或不必要的检查、在有可替代药的情况下开具昂贵药物、在用药上加入一些对人体无害但不必要的药品等;其四,引发公立医院之间的竞争,例如竞相购买装备、向基层医疗机构竞争医务人才和病患等均冲击了分级诊疗服务体系并带来资源配置扭曲,导致提供的医疗服务的质量有待考证、医患关系紧张状况日益加剧等。[1] 2015年,中共中央、国务院大力加强对公立医院的改革,着力扭转公立医院单纯逐利的错误导向。

　　为了破除公立医院的逐利导向,有专家指出需要完善治理体系,政府在医疗、教育、安全、环境等民生领域发挥主要作用,财政支出应对这些民生领域有所倾斜。[2] 另外,针对公立医院改革,政府需要对公立医院下放决策权,降低信息传递的成本和信息损耗。但为避免由此带来的委托代理问题,需要建立相应的考核机制和奖惩机制以对公立医院的日常管理进行引导,同时还需要关注公立医院面临的政策管制可能因为委托人不同(例如财政部、国家卫生健康委员会)出现目标不明确的问题。医务人员的行为直接关乎病患关系,对医务人员提供正确的激励对于提高医疗质量、缓解医患关系紧张、降低医疗费用具有重要作用。因此,设计合理的激励机制、建立可行的薪酬制度、明确适当的医疗服务价格等应该提上日程。[3]

　　自党的十八大以来,中国在公立医院改革领域已取得显著进展,特别是试点工作的成功为医改的全面铺开奠定了坚实的基础。例如,福建省三明

①　钟东波.破除逐利机制是公立医院改革的关键[J].中国卫生政策研究,2015,8(9):1-5.
②　李玲.什么样的改革能让医院不再逐利[J].人民论坛,2017(26):74-75.
③　李玲,傅虹桥,杨春雨.三明医改点中公立医院改革痛点[N].健康报,2016-02-29(5).

市公立医院的改革就为医改积累了有益的经验。在改革药品流通、药品使用机制以及医务人员薪资制度等方面取得了很大成功。① 从福建省三明市的案例中可以看到对公立医院逐利机制的打破,不以营利创收作为评价医院发展水平的标尺,合理规范医护人员的收入结构,能够有效调动医护人员的积极性,降低医疗成本。福建省三明市这样的例子在全国范围看还是少数,公立医院改革在全国范围内推广还任重道远。

为整合医疗保障资源,加强统一的管理和调度,2018 年,国家医疗保障局正式建立。该机构的主要职能是完善统一的城乡居民基本医疗保险制度和大病保险制度,不断提高医疗保障水平,确保医保资金合理使用、安全可控,推进医疗、医保、医药“三医联动”改革,更好保障病有所医。② 此外,鉴于此前存在的城乡医保基金管理不善问题,中共中央着力在制度层面加以规范和引导,革除医保基金使用的“灰色地带”,严禁“擦边球”行为,确保医保基金安全,实现物有所用。③ 此后,党和国家对医疗卫生行业全流程的监管力度明显加大,这为实施健康中国战略提供了更加稳固的基础。④ 在具体措施方面,一是落实党和政府的监管主体责任,鼓励医疗行业各机构自查自律,同时引入多渠道的社会监督;二是完善监督程序,实现全过程监督;三是革新监管的方式方法,实施“双随机、一公开”抽查模式,建立信用记录管理机制,并大力运用信息互联网技术进行网格化管理,提升监管的精确性和时效性;四是建立有效的督察体制,医疗监管部门、执法部门、卫生部门、财政部门等多部门联动配合,形成专业化、高效率的监管队伍。⑤

3.4.3　全面深化医疗保障制度改革的机遇与挑战

2020 年 2 月,中共中央、国务院印发《中共中央 国务院关于深化医疗保障制度改革的意见》,对全面深化医疗保障制度改革进行了总体部署和制度性安排,努力推进实现全民医保、健康中国的发展目标。深化医疗保障制度

---

① 江宇.从“世界卫生奇迹”到“建设健康中国”[J].中国卫生,2018(12):14-17.
② 国家医疗保障局挂牌仪式举行:肖捷出席[N].人民日报,2018-06-01(2).
③ 确保医保基金安全 促进制度公平可持续 不断提高人民群众医疗保障水平[N].人民日报,2019-01-11(2).
④ 改革完善医疗卫生行业综合监管制度[N].人民政协报,2018-08-04(1).
⑤ 同④.

改革的核心内容见表 3-5。

表 3-5　深化医疗保障制度改革的核心内容

核心内容	具体内容
完善公平适度的待遇保障机制	① 完善基本医疗保险制度；② 实行医疗保障待遇清单制度；③ 健全统一规范的医疗救助制度；④ 完善重大疫情医疗救治费用保障机制；⑤ 促进多层次医疗保障体系发展
健全稳健可持续的筹资运作机制	① 完善筹资分担和调整机制；② 巩固提高统筹层次；③ 加强基金预算管理和风险预警
建立管用高效的医保支付机制	① 完善医保目录动态调整机制；② 创新医保协议管理；③ 持续推进医保支付方式改革
健全严密有力的基金监管机制	① 改革完善医保基金监管体制；② 完善创新基金监管方式；③ 依法追究欺诈骗保行为责任
协同推进医药服务供给侧改革	① 深化药品、医用耗材集中带量采购制度改革；② 完善医药服务价格形成机制；③ 增强医药服务可及性；④ 促进医疗服务能力提升
优化医疗保障公共管理服务	① 优化医疗保障公共服务；② 高起点推进标准化和信息化建设；③ 加强经办能力建设；④ 持续推进医保治理创新

2020 年 6 月，在此前基金管理改革的基础上，国务院办公厅出台《国务院办公厅关于推进医疗保障基金监管制度体系改革的指导意见》，指出要调动多方力量加强对医保基金的监管。在继续强化政府监管和行业自律的基础上，突出强调党的领导作用，做好医保基金管理的党建工作。同时，应更加充分发挥信息技术的优势，落实智能监控，并加大对违法骗保行为的法律惩处力度。① 关于医保基金使用和监管的规范性文件——《医疗保障基金使用监督管理条例》已于 2021 年 5 月 1 日起正式施行。

在改革开放和市场化加速发展的时代，社会个体的生活节奏加快，社会竞争压力凸显，加之公民的生活方式和行为方式不够健康，致病风险因素广

---

① 推进医疗保障基金监管制度体系改革[N].人民日报海外版,2020-07-10(2).

泛存在。与此同时,人口老龄化、慢性疾病普遍化、大城市人口集中、人口跨区域大范围流动、突发性传染类疾病、城乡及地区发展不平衡、环境污染等发展中国家面临的普遍情况也已在中国出现。因此,全面深化医疗保障制度改革面临着严峻的挑战。

首先,就医疗卫生保障的内部体系而言,在全面深化改革的进程中还存在两方面的挑战。一是筹资和待遇调整机制有待进一步完善。中国各地区经济文化发展差异显著,地区、城乡医疗卫生资源分布不平衡的问题依旧存在,实现医疗公平尚且任重道远。同时,医生个人追名逐利、特殊利益群体的权力寻租等弊病也未能彻底解决。[①] 二是医疗保险和医疗救助的界限不明,一定程度上存在功能层面的交叉重合。加之各省经济发展情况各异,医疗保险与医疗救助之间缺乏制度层面的协调,降低了医疗救助制度的功效。[②]

其次,就医疗卫生保障的受益主体而言,普通民众的健康需求结构已发生彻底改变,医疗卫生保障服务必须兼顾和满足各类群体的不同状况。一方面,中国处于亚健康状态和患有慢性疾病、心理疾病的人群在逐渐增长,这两类人群的医疗保障服务需要具有专业性、针对性和适应性。另一方面,近年来中国人均收入水平上升,人均寿命延长,以老年人及中青年人为主的养生保健的需求日益增加,医疗保障服务不能仅聚焦疾病治疗与防护问题,更要着眼于"健康保障",特别是要进一步发展健康产业,扩大政府财政对保健领域的转移性支付。然而,中国地区和城乡发展水平不一,政府既要推动医疗保障又要发展健康保障,这无疑给中国未来医疗保障体系发展增加了难度。

最后,从国家宏观治理的层面来看,全面深化医疗保障制度改革必须与推动国家治理体系现代化的历史任务衔接起来,从而在资源、效率、分工协作等多领域推动医疗保障制度改革的深入、有效实施。深化医疗保障制度改革,不仅与医药卫生、社会保障事业息息相关,还是一项关系到财政、民政、人力、教育、司法、知识产权、信息技术、食品安全、生态环境乃至国际合作等多领域的系统工程。如何在政治认知力层面提升民众对医改的理解和认知水平,以获得最广泛的社会支持? 如何在体制吸纳力层面,扩大社会力

量和多方资本在医改实践中的参与程度？如何在制度整合力层面,通过制度体系的建构,协调各部门机构,将多层次、多维度的专业化组织有效地动员起来？如何在政策执行力层面,面对差别显著、发展参差不齐的中国地区,在医改领域推动中央的意志与政策积极贯彻到地方社会,并取得相应的效果？以上都是未来中国全面深化医疗保障制度改革所面临的巨大挑战。

3.5　本章小结

医疗卫生事业的发展不仅有助于提升国家的综合实力,更关涉千千万万普通人的日常生活。新中国成立后,中国的医疗卫生事业迅速发展,在70多年的历史征程中,中国逐步向"医疗大国""医疗强国"的目标奋进。改革开放之前,中共中央通过对社会医疗资源的全盘整合,依托群众路线,在城乡二元体制已显端倪之际,在建立城镇职工医疗保障制度的同时,推动医疗下乡,致力于开展农村合作医疗制度推行宣传工作,以强大的政治号召力和强大的组织动员力促进了中国医药卫生事业的初步发展。尽管这一时期中国的医疗卫生水平总体不高,且存在明显的问题,但中国农村的基层医疗卫生条件仍取得了巨大的进步。

改革开放以后,在1979—2003年,中国在提升医疗卫生技术与服务能力的基础上,积极推动实施新型的医疗保障制度,在城镇开展市场化改革,在农村重新确立合作医疗体系。但由于市场化、商品化因素对医疗卫生领域的渗透,在利益杠杆的驱动下,医疗资源分布不平衡、医保基金管理不善等问题接连出现,看病难、看病贵成为顽疾。为此,自2004年起,中国开始陆续进行新医改试点,并于2009年在全国范围内开始推行,分两大阶段贯彻落实,进一步扩大了城乡医保的覆盖率,提升了全国医疗保障服务水平。

党的十八大以来,中共中央积极推行健康中国战略,全面深化医疗保障制度改革。着重解决新医改实施以来的新旧问题,并强化对医保基金使用情况的管理与监督。不过,新时代中国医疗保障制度依然呈现出机遇与挑战并存的局面。医疗服务能力明显提升、城乡医护人才队伍更加齐备、各项医疗保障制度不断完善、医保基金监管规范透明、医保经办环节日趋周密的利好形势,使得中国的医疗保障制度在党和政府的高度支持下呈现出良好的发展势头和机遇。然而,由于当下中国依然存在医疗和健康需求不平衡、亚健康人群增加、慢性病普遍化、大城市人口密度过高、市场调节的盲目性和自发性、国家治理能力现代化程度有待提升等问题,中国医疗保障制度的全面改革仍面临着一定的挑战。因此,深化并有效推进医疗保障制度改革,既需要在历史演进的过程中吸取经验与教训,重新认识公费医疗制度的价值作用,也应该打开视野,从国外医疗保障制度的探索中借鉴有益的方法与经验。

Chapter 4

第 4 章

新时代中国医疗保障制度的
改革方向

　　当前世界各国的主要医疗保障制度分为公费医疗制度、政府医疗
保险制度和商业医疗保险制度。本章在对三种医疗保障制度进行对比
研究后,阐述了公费医疗制度在各方面的优越性,并结合我国的实际情
况,说明我国具有实行公费医疗制度的历史基础、政治基础、经济基础、
医疗资源基础和价值观基础等,得出公费医疗制度是新时代中国医疗
保障制度改革的重要方向这一结论。

进入新时代,我国社会主要矛盾已经转化为人民日益增长的美好生活需要和不平衡不充分的发展之间的矛盾。医疗卫生领域面临的看病难、看病贵等问题作为发展不平衡不充分的重要表现,深刻影响着人民美好生活的实现,我国医疗保障制度的进一步改革需要重点关注看病难、看病贵问题。世界范围内主要的医疗保障制度分为公费医疗制度、政府医疗保险制度、商业医疗保险制度。本章在对三种医疗保障制度进行对比研究后,得出公费医疗制度在各方面的优越性,并结合我国的实际情况,说明我国具有实行公费医疗制度的历史基础、政治基础、经济基础、医疗资源基础和价值观基础等,最终得出公费医疗制度是新时代中国医疗保障制度改革方向的结论。值得注意的是,将公费医疗制度作为我国医疗保障制度,并不意味只有公费医疗制度一种医疗保障制度存在,就像许多公费医疗国家的模式一样,也允许商业医疗保险制度等多种形式的医疗保障制度作为补充,以满足不同层次的医疗保障需求。本章是在我国经济、政治、医疗资源和文化等方面的有限框架内进行的实行公费医疗制度的学术探讨,而真正进行公费医疗制度的制度转化还将涉及其他多个方面,由于篇幅所限在此不做讨论。

4.1　公费医疗制度的优越性

当前世界各国的主要医疗保障制度分为公费医疗制度、政府医疗保险制度和商业医疗保险制度。其中,实行商业医疗保险制度的国家较少,大多数国家实行公费医疗制度或政府医疗保险制度。近几十年随着经济社会的发展,有若干发达国家从政府医疗保险制度转变为公费医疗制度[1][2],这从侧面体现了公费医疗制度的优越性。本章从公费医疗制度相较于政府医疗保险制度的四个方面优势出发,详细阐述了公费医疗制度的健康效益(绩效更好)、经济效益(成本更低)、社会效益(更加公平)和政治效益(更聚人心)。在研究中通过选取公费医疗制度和政府医疗保险制度代表性国家,将这些国家的相关数据作为比较对象,用以衡量两种医疗保障制度的平均水平。

①　BERNAL-DELGADO E,GARCIA-ARMESTO S,OLIVA J,et al. Spain:health system review [J]. Health systems in transition,2018,20(2):1-179.

②　ECONOMOU C,KAITELIDOU D,KARANIKOLOS M,et al. Greece:health system review [J]. Health systems in transition,2017,19(5):1-166.

其中,公费医疗制度选取英国①、瑞典②、新西兰③、古巴④、西班牙⑤等作为代表性国家,政府医疗保险制度选取德国⑥、法国⑦、加拿大⑧、澳大利亚⑨等作为代表性国家,商业医疗保险制度选取美国⑩作为代表性国家。鉴于不同医疗制度代表性国家国情的不同,本章在后文论述时,根据论述侧重点的不同,从中选取具有代表性的不同医疗制度国家进行对比介绍。

4.1.1　健康效益优势:医疗结果对比

　　医疗制度的绩效是指在实施某种医疗制度时的健康水平产出情况,用以表征医疗制度的效率与成果。基于 Schneider 等关于绩效评价体系的研究,本部分内容将从医疗结果、护理情况、行政效率等三个方面对各个国家的医疗绩效进行评估。其中医疗结果表示在相应医疗制度下国家整体的健康水平,护理情况表示医生与患者的相互作用,行政效率表示制度运行效率与满意度等⑪。通过三个维度的量化评估,对各个医疗制度代表性国家的绩

①　CYLUS J,RICHARDSON E,FINDLEY L,et al. United Kingdom:health system review[J]. Health systems in transition,2015,17(5):1-126.

②　ANELL A, GLENNGÅRD A H, MERKUR S. Sweden:health system review[J]. Health systems in transition,2012,14(5):1-159.

③　BRIAN E. The New Zealand health reforms of the 1990s in context[J]. Applied health economics and health policy,2002,1(2):107-112.

④　ABIYEMI B A. Health for all:lessons from Cuba[J]. Perspectives in public health,2016,136 (6):326-327.

⑤　BERNAL-DELGADO E,GARCIA-ARMESTO S,OLIVA J,et al. Spain:health system review [J]. Health systems in transition,2018,20(2):1-179.

⑥　BUSSE R, BLÜMEL M. Germany:health system review[J]. Health systems in transition, 2014,16(2):1-296.

⑦　MEDINA S,LE TERTRE A,CASERIO-SCHÖNEMANN C,et al. Public health tracking to address the complexity of environmental health:the case of France[J]. European journal of public health, 2020,30(Suppl5):v568.

⑧　MARCHILDON G P, ALLIN S,MERKUR S. Canada:health system review[J]. Health systems in transition,2020,22(3):1-194.

⑨　HEWITT J. National competition policy and Australia's health care system:a look at the policy landscape with new eyes[J]. Journal of law and medicine,2018,26(1):103-127.

⑩　RICE T,ROSENAU P,UNRUH L Y,et al. United States of America:health system review[J]. Health systems in transition,2013,15(3):1-431.

⑪　SCHNEIDER E C,SARNAK D O,SQUIRES D,et al. Mirror,mirror 2017:international comparison reflects flaws and opportunities for better U. S. health care[J]. Medical benefits,2017,34(9):8.

效表现做全面对比,从而对公费医疗制度进行健康效益优势分析。

4.1.1.1　各医疗制度的医疗结果比较

在医疗结果方面,本部分内容选取人均预期寿命、婴儿死亡率、重点患病死亡率等三项参数进行比较。

在人均预期寿命方面,不同代表性国家人均预期寿命变化比较趋势见图 4-1[①]。公费医疗制度代表性国家的整体水平比政府医疗保险制度代表性国家的整体水平相对要高,整体来看均高于商业医疗保险制度代表性国家美国的水平。人均预期寿命是代表民众健康水平的最直观指标[②],公费医疗制度代表性国家整体水平要高于政府医疗保险制度代表性国家整体水平。

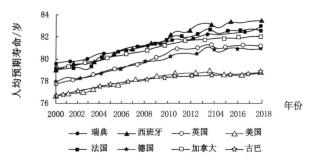

图 4-1　不同代表性国家人均预期寿命变化比较趋势图

在婴儿死亡率方面,不同代表性国家婴儿死亡率变化比较趋势见图 4-2[③]。婴儿死亡率代表着对于婴儿接生、护理以及重症救治方面的医疗水平和保障能力,也是衡量医疗结果的一个重要指标[④]。公费医疗制度代表性国家瑞典的整体婴儿死亡率相比政府医疗保险制度代表性国家的整体婴儿死亡率要低,且实行公费医疗制度代表性国家和实行政府医疗保险制度代表性国家的婴儿死亡率均低于商业医疗保险制度代表性国家美国的水平。美国的婴儿死亡率虽然随着年份逐渐下降,但 2018 年的婴儿死亡率依

---

①　资料来源:世界银行数据库。

②　COOPER R S, KENNELLY J F, ORDUÑEZ-GARCIA P. Health in Cuba[J]. International journal of epidemiology,2006,35(4):817-824.

③　同①。

④　ABIYEMI B A. Health for all:lessons from Cuba[J]. Perspectives in public health,2016,136(6):326-327.

然在5‰以上,与其他两种医疗制度仍有较大差距。

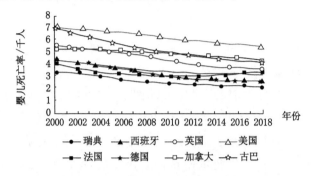

图 4-2 不同代表性国家婴儿死亡率变化比较趋势图

在重点病患病死亡率方面,不同代表性国家重点病患病死亡率见表4-1[1]。重点病患病死亡率指的是患有心血管疾病、癌症、糖尿病或慢性肾病等高危病种的30~70岁患者的死亡率,这是衡量医疗救治水平的重要指标之一[2]。虽然澳大利亚、加拿大等政府医疗保险制度代表性国家表现很好,但是公费医疗制度代表性国家瑞典的整体死亡率相比政府医疗保险制度代表性国家总体要略低,以美国为代表的商业医疗保险制度重点病患病死亡率较高,与其他两种医疗制度的代表性国家有较大差距。

表 4-1 不同代表性国家重点病患病死亡率

单位:%

国家	2000 年	2005 年	2010 年	2015 年	2016 年
美国	18.0	16.0	14.5	14.3	14.6
英国	16.4	14.2	12.2	11.2	10.9
瑞典	13.2	11.8	10.4	9.3	9.1
新西兰	15.9	13.3	11.8	10.4	10.1
古巴	18.1	17.6	17.6	16.6	16.4
德国	16.1	14.1	13.1	12.5	12.1
加拿大	14.4	12.6	11.1	10.0	9.8
澳大利亚	13.1	11.4	10.0	9.3	9.1

---

① 资料来源:世界银行数据库。

② OLEJAZ M,JUUL NIELSEN A,RUDKJØBING A,et al. Denmark health system review[J]. Health systems in transition,2012,14(2):1-192.

　　综合上述数据可知,公费医疗制度相对于政府医疗保险制度和商业医疗保险制度,公费医疗制度下的人均预期寿命、婴儿死亡率、重点病患病死亡率都较低,即医疗结果相对更好。这与公费医疗制度的分级诊疗制度、公立医院体系建设、医疗保障能力都息息相关。首先,分级诊疗制度突出疾病预防的重要性,并且能够提高诊疗效率[1],这对整体健康水平的提高起到很大作用。分级诊疗制度在部分实行政府医疗保险制度的国家被运用[2],这也是部分政府医疗保险制度国家医疗结果表现较好的原因。公立医院体系建设也是实行公费医疗制度的国家取得较好医疗结果的一个重要原因。其次,公费医疗制度下国家有更多的资金支持公立医院体系建设和医生培养,从而有更好的医疗设施与条件进行相应的救治工作[3]。最后,由于公费医疗制度由政府税收出资,无须居民缴纳保费,就能保证全民获得医疗保障,消除了政府医疗保险制度下存在的因未交保费而看不起病的情况,也减少了因此带来的整体健康水平下滑现象的出现[4],所以取得了相对更好的医疗结果。

4.1.1.2　各医疗制度的护理情况比较

　　除了医疗制度的结果产出外,医疗过程中的护理情况也是评价一个医疗制度优劣的重点。此部分内容将从预防性医疗、医疗安全性、系统协调性等方面评价各医疗制度代表性国家的民众护理情况,此处选取 Schneider 等学者调研的详细数据作为参考,将各医疗制度代表性国家的结果进行比较分析,从而从整体上定性判断各医疗制度代表性国家的民众护理情况[5]。预防性医疗评价结果见表 4-2,医疗安全性评价结果见表 4-3,系统协调性评价

---

①　AMIR KHAN M,AHMAR KHAN M,WALLEY J D,et al. Feasibility of delivering integrated COPD-asthma care at primary and secondary level public healthcare facilities in Pakistan:a process evaluation[J]. BJGP open,2019,3(1):1-12.

②　MARCHILDON G P,ALLIN S,MERKUR S. Canada:health system review[J]. Health systems in transition,2020,22(3):1-194.

③　MODI N, CLARKE J, MCKEE M. Health systems should be publicly funded and publicly provided[J]. BMJ,2018,362:k3580.

④　ABIIRO G A, DE ALLEGRI, M. Universal health coverage from multiple perspectives:a synthesis of conceptual literature and global debates[J]. BMC international health and human rights,2015,15(1):17.

⑤　SCHNEIDER E C,SARNAK D O,SQUIRES D,et al. Mirror,mirror 2017:international comparison reflects flaws and opportunities for better U. S. health care[J]. Medical benefits,2017,34(9):8.

结果见表 4-4。在预防性医疗评价方面,公费医疗制度和政府医疗保险制度的代表性国家均取得了较好的成绩,其原因在于公费医疗制度和政府医疗保险制度代表性国家建立了分级诊疗机制,并将预防放在医疗保障工作的重要位置,而实行商业医疗保险制度的代表性国家美国,各医疗公司因追求利益而倡导轻预防重救治的医疗策略[1]。在医疗安全性方面,公费医疗制度和政府医疗保险制度的代表性国家安全程度相对较高。这与医疗系统的政府主导性有关,政府的安全意识保证了这些国家能取得较好的医疗安全性成绩。在系统协调性方面,公费医疗制度和政府医疗保险制度的代表性国家整体上好于商业医疗保险制度代表性国家美国。系统协调性与医疗体系设置有关,系统的医疗体系更容易获得较好的分数[2],而在此方面公费医疗制度和政府医疗保险制度做得相对较好。

表 4-2 预防性医疗评价结果[3]   单位:人

类别	澳大利亚	加拿大	德国	新西兰	瑞典	英国	美国
在过去的两年里与医生讨论了生活中引起忧虑或压力的事情(每 100 人)	74	63	46	67	58	58	64
在过去的两年里与医生讨论了健康饮食、运动和体育活动(每 100 人)	38	41	17	37	21	33	59
在过去的两年里在吸烟者间就吸烟对健康的危害以及戒烟的方法进行了讨论(每 100 人)	56	71	17	59	49	57	74

① Anon. Support for a publicly funded health system in the USA[J]. The lancet,2017,390(10108):2122.

② THRESIA C U. Rising private sector and falling 'good health at low cost':health challenges in China,Sri Lanka, and Indian state of Kerala[J]. International journal of health services:planning, administration,evaluation,2013,43(1):31-48.

③ SCHNEIDER E C,SARNAK D O,SQUIRES D, et al. Mirror,mirror 2017:international comparison reflects flaws and opportunities for better U. S. health care[J]. Medical benefits,2017,34(9):8.

表 4-2（续）

类别	澳大利亚	加拿大	德国	新西兰	瑞典	英国	美国
在过去的两年里与医生讨论了饮酒的情况（每 100 人）	25	23	8	23	20	25	33
在过去的一年中 50～69 岁的女性接受过乳房 X 光检查（每 100 人）	54	72	71	72	—	75	81
在过去的一年中接种流感疫苗的 65 岁以上的老年人（每 100 人）	—	63	59	69	50	73	68
可避免的糖尿病住院率（每 100 000 人）	141	95	216	187	111	64	198
可避免的哮喘住院率（每 100 000 人）	65	15	23	72	23	61	103
可避免的充血性心力衰竭住院率（每 100 000 人）	240	179	382	229	300	99	367

表 4-3　医疗安全性评价结果①　　　　　　　　　　　单位：人

类别	澳大利亚	加拿大	德国	新西兰	瑞典	英国	美国
在过去两年中经历过医疗、药物失误（每 100 人）	11	15	7	16	17	11	19
全科医生有电子临床决策报告（每 100 人）	72	28	13	70	16	81	60
过去一年中未经医生审查服用两种以上处方药（每 100 人）	22	22	34	29	41	21	17

---

① SCHNEIDER E C, SARNAK D O, SQUIRES D, et al. Mirror, mirror 2017: international comparison reflects flaws and opportunities for better U. S. health care[J]. Medical benefits, 2017, 34(9): 8.

表 4-4　系统协调性评价结果①　　　　　　　　　单位：人

类别	澳大利亚	加拿大	德国	新西兰	瑞典	英国	美国
全科医生可以及时收到患者信息，当患者需要时可以约见专家（每 100 人）	58	61	61	69	37	47	62
全科医生总是或经常收到患者的药物或护理计划变化的信息（每 100 人）	83	78	73	94	53	86	72
专科医生缺乏患者病史信息（每 100 人）	20	27	19	17	31	21	31
过去两年有较好的出院规划方面的经历（每 100 人）	29	40	28	31	52	28	22
全科医生及时得到患者在急诊室就诊和出院的通知（每 100 人）	14	23	16	43	4	32	26
机构定期与家庭护理提供者沟通患者的需求和服务（每 100 人）	29	32	51	28	53	34	52
经常与社会服务机构或社区协调护理问题（每 100 人）	45	50	63	58	42	65	43

4.1.1.3　各医疗制度的行政效率比较

行政效率指医生、患者在行政事务方面花费的时间精力情况，综合各个行政环节的项目指标进行评价。由于公费医疗制度更为简单、直接，其相应的行政效率也较高，略高于政府医疗保险制度，远高于商业医疗保险制度。实行商业医疗保险制度的国家由于保险的复杂性和机构的混合性，其行政

　　① SCHNEIDER E C，SARNAK D O，SQUIRES D，et al. Mirror，mirror 2017：international comparison reflects flaws and opportunities for better U. S. health care[J]. Medical benefits，2017，34(9)：8.

效率远低于其余两种医疗制度的代表性国家,医生和患者都在行政事务方面花费较多的时间和精力①,这从侧面增加了医疗成本。

　　通过以上三个方面的比较,综合来看公费医疗制度相较于政府医疗保险制度和商业医疗保险制度具有更好的医疗绩效,其原因主要在于:① 公费医疗制度有更大的覆盖面和更全的保障范围,有效减少了因贫困看不起病的现象,使民众的健康问题不因经济问题而耽搁,从而提高了民众的平均健康水平;② 分级诊疗制度的建立确保了预防为主的医疗策略的贯彻,且家庭医生与患者之间的熟悉与信任推动了"小病"的及时治疗,不让"小病"转变为"大病",在保证医疗效果的同时也显著提高了效率;③ 公费医疗制度下国家对公立医院体系的建设和对医生群体的培养更加重视,实行公费医疗制度的国家,医疗完全由政府掌控,体系运转更加协调、统一,极大地提高了医疗效率,提升了医疗产出水平,以民众的健康为首要目的,有效避免了医疗机构逐利性的产生。从各个方面的健康绩效比较看来,公费医疗制度相对于政府医疗保险制度在医疗绩效方面有着明显的优势,而且远好于商业医疗保险制度。虽然在某些环节上公费医疗制度与政府医疗保险制度不分伯仲,但整体而言在公费医疗制度下确实更容易取得好的医疗绩效,这也是公费医疗制度的特点与优势。

4.1.2　经济效益优势:医疗成本对比

4.1.2.1　各医疗保障制度医疗成本数据

　　医疗成本是比较医疗制度优劣的重要指标。医疗成本表征的是政府和民众在医疗方面总体的花费情况。不同医疗制度的资金来源比例不同,但整体来讲都可以认为是直接或间接来源于民众的"口袋"。因为政府的预算支出也是通过税收从民众中吸纳,所以比较在医疗方面的总体花费情况可以更为有效的评判一种医疗制度是否能更好地利用资金、减少浪费。

　　在医疗花费方面各种医疗制度各有显著特点,许多数据②都能够证明公

---

① MODI N, CLARKE J, MCKEE M. Health systems should be publicly funded and publicly provided[J]. British medical journal, 2018, 362(8167): k3580.

② CRAWFORD R, STOYE G. The outlook for public spending on the national health service[J]. The lancet, 2015, 385(9974): 1155-1156.

费医疗制度相对于政府医疗保险制度的一个明显优势便是成本更低。不同代表性国家人均医疗花费变化比较趋势见图 4-3,不同医疗保障制度人均医疗花费变化比较趋势见图 4-4。如图 4-3、图 4-4 可知,实行公费医疗制度的国家医疗成本普遍较低。美国作为实行商业医疗保险制度的国家,其市场化机制导致医疗产业化,医疗不只是一种保障手段而且变成了一项谋利项目[①],随着更多的钱流入医疗保险从业者和医疗机构的口袋,美国的医疗费用水涨船高、居高不下,相较于其余两种医疗制度费用明显增高。

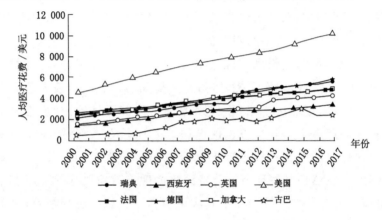

图 4-3　不同代表性国家人均医疗花费变化比较趋势图

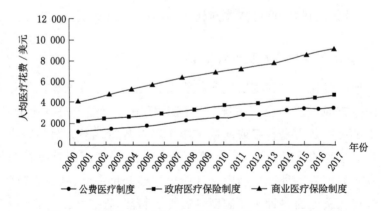

图 4-4　不同医疗保障制度人均医疗花费变化比较趋势图

---

① Anon. Support for a publicly funded health system in the USA[J]. The lancet, 2017, 390 (10108):2122.

　　将各代表性国家的医疗花费和人均预期寿命进行组合分析,可知在达到大致相同的健康效果(以人均预期寿命、婴儿死亡率等为指标)时,不同医疗保障制度代表性国家的人均医疗花费情况。不同医疗保障制度人均预期寿命变化比较趋势见图 4-5,不同医疗保障制度平均婴儿死亡率变化比较趋势见图 4-6。

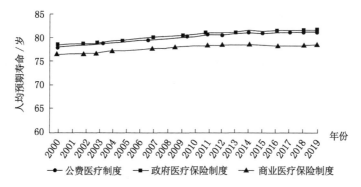

图 4-5　不同医疗保障制度人均预期寿命变化比较趋势图

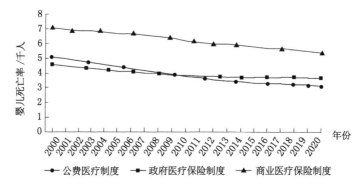

图 4-6　不同医疗保障制度平均婴儿死亡率变化比较趋势图

　　经过以上数据分析可知,在相同的健康效果前提下,公费医疗制度的医疗成本更低。公费医疗制度相对于政府医疗保险制度,其成本更低的原因是公费医疗资金受国家管控、市场化程度低、全民覆盖降低了平均医疗成本等。

4.1.2.2　公费医疗制度的经济效益优势

1. 公费医疗资金受国家财政管控

公费医疗制度相较于政府医疗保险制度,公费医疗制度的医疗花费较低,究其主要原因是公费医疗制度从根本上消除了医疗事业的逐利机制。医疗花费全部由政府出资财政拨款,医院无须承担收入压力,医院的开销与医生的工资都由政府拨付(医院由政府全额拨款,无市场化的营利目标;医生身份近似于政府公务员,领取政府薪酬),这极大地减少了医疗资源的浪费情况,也消除了医院自收自支可能导致的逐利动机,从根本上消除了医院和医生的营利动机,医院和医生也不会再推动过度医疗。与其产生鲜明对比的是我国改革开放初期实施的公立医院产业化政策。该政策下国家不再为医院提供充足的财政资金,而是给予公立医院自筹经费的权利。医疗卫生领域的过度产业化的情况直接导致过度医疗的产生和医疗资金的浪费。一方面,公费医疗制度中公立医院完全由政府提供财政拨款的方式从根本上改变了医疗资金的运转方式,减少了医疗过程中的资金浪费现象。政府医疗保险制度的资金运作模式本质上是由各医院、药商从有限医疗保险基金池中索取[1],这种机制将导致在实行政府医疗保险制度下的医院、药商等仍然有其逐利空间,仍然存在医疗资金浪费的情况。另一方面,公费医疗制度下药品统一由政府采购,政府相对于药厂有极强的议价权[2],这使得药厂能够最大限度地降低药品价格,从而最大限度地降低药品成本,有效减少由药商的逐利机制导致的资金浪费[3]。在政府医疗保险制度下,药品并不全部由政府统一采购,而是存在部分药品由医院集团或部分地区采购的情况[4],在留有逐利空间的同时,也大大减弱了政府对药品采购的议价权,导致药品环节资金浪费的产生并进一步增加医疗花费。

2. 公费医疗主体医疗设施为公立机构

一方面,实行公费医疗制度的主体为公立服务机构,而公立服务机构由政府建立运营,相对于私立的营利或非营利机构,公立机构更无逐利动机,减少了基于逐利目的的医疗资源浪费。私有化往往会导致医疗事业过度产

① MARCHILDON G P, ALLIN S, MERKUR S. Canada: health system review[J]. Health systems in transition, 2020, 22(3): 1-194.

② BURKI T K. Medical research in the UK party manifestos[J]. The lancet, 2017, 389(10085): 2180.

③ ECONOMOU C, KAITELIDOU D, KARANIKOLOS M, et al. Greece: health system review [J]. Health systems in transition, 2017, 19(5): 1-166.

④ BUSSE R, BLÜMEL M. Germany: health system review[J]. Health systems in transition, 2014, 16(2): 1-296.

业化,在加大监管难度的同时,也不可避免地存在某种程度的自由化。医疗设施与资本产生关系,无论是在医疗事业领域还是在社会领域都意味着将产生本质的冲突。另一方面,公立医院由政府完全主导,意味着更有效的公费医疗制度的完全落实,有助于公费医疗制度的顺利运行和开展。公费医疗制度的实行是一个系统工程,有公立医院作为主体参与,会极大地减少运行和监督成本。同时,根据公费医疗制度的特点,公立医院也将进行一系列的改革,与三级诊疗体系进行联动,形成中国特色的公费医疗系统。在运行特点方面,公立医院具有公平可及性,并具有政策性职能,只要具有充足的财政支持、合理的财务制度,建立符合公益性的内部管理机制,在结束科室承包及科室核算、提高医务人员劳动技术收入比例、推进聘任制改革等方面继续推进,便可以达到更低的制度运行成本。

3. 公费医疗的全民覆盖有助于降低总体医疗成本

公费医疗制度的一个重要特点是全民覆盖。由于公费医疗制度由国家税收出资,并不需要民众单独缴纳保费,这就保证了不存在因不缴保费而无法获得医疗保障的情况,所有民众都在医疗保障的范围之内。全民覆盖的优势体现在更长远的时间尺度上,尤其是面临很多慢性病时。由于具有公费医疗制度保障,慢性病可及早被发现并介入治疗,从而避免产生因医疗花费问题而拖延或逃避治疗的情况。这种预防医疗将极大地降低疾病恶化的概率,也相应避免疾病恶化之后产生的昂贵治疗费用。公费医疗制度的特性意味着,虽然在预防方面可能会产生部分医疗费用,但与疾病恶化之后产生的治疗费用相比,这部分预防费用是相对较低的,也将更好地提高疾病治愈率并提升民众的整体健康水平。同时,伴随公费医疗制度产生的三级诊疗体系,国家将建立定点到人的家庭医生队伍,基层医疗队伍的逐渐壮大也将让这种预防性医学的地位越来越重要。习近平总书记指出,"要坚持正确的卫生与健康工作方针,以基层为重点,以改革创新为动力,预防为主,中西医并重,将健康融入所有政策,人民共建共享。要坚持基本医疗卫生事业的公益性,不断完善制度、扩展服务、提高质量,让广大人民群众享有公平可及、系统连续的预防、治疗、康复、健康促进等健康服务。要坚持提高医疗卫生服务质量和水平,让全体人民公平获得。"①这充分说明了公费医疗制度改

---

① 习近平.习近平谈治国理政:第二卷[M].北京:外文出版社,2017:371.

革的必要性。

综合来看,公费医疗制度通过消除逐利性,减少医院、医生、药商等各个环节的盈利,从而压缩环节成本,达到整体更低的医疗花费。公费医疗制度由国家统一管理的公立医院提供全民免费医疗,这是公费医疗制度的根本特点,也是公费医疗制度取得较低医疗成本的主要原因。公费医疗制度相较于其他医疗制度具有不可比拟的制度优势,无论是从政府角度还是从民众角度看都将节省医疗资金,提高医疗效率。

4.1.3 社会效益优势:公平性对比

4.1.3.1 各医疗保障制度社会效益的优劣

公费医疗制度所需资金来源于税收并列入政府预算,无须个人缴纳保费,从制度上保证了全民参与的公费医疗制度的普及性和公平性。对于患病后居民的医疗待遇,公费医疗制度的显著特点是政策的一致性,不同地区的不同人群都会享受相同的医疗待遇。政府医疗保险制度则具有地区间、贫富人口间的医疗不公平性。从制度起源角度分析,刨除市场化最严重、最不公平的商业医疗保险制度,公费医疗制度属于福利型保障制度,政府医疗保险制度则属于保险型的保障制度①,二者的类型区分决定着二者在公平性方面的制度差异。公费医疗制度注重的是提供保障,重在福利,是必然倾向于公平的医疗制度;政府医疗保险制度则属于保险,注重的是权利与义务的对等。

公费医疗制度显著的特点是公平。由于公费医疗制度的资金由财政支付,不需要个人缴纳医保费用,避免了交不起医保费用的情况,保障了所有国民都能享受到医疗保障制度的统一性保障。这种保障不区分国民的职业、民族、地域,是最能体现公平性的医疗保障制度。政府医疗保险制度下,只有尽到缴纳保费的义务才能享受到医疗保障的权利,这种情况下没有能力支付保费的小部分群体便失去了公平享受医疗保障的权利。政府医疗保险制度的筹资方式也决定了其不可能是最公平的医疗保障制度,政府医疗保险制度体现的是一种有限范围内的公平,与公费医疗制度的公平性有显著差距,公费医疗制度在社会公平方面有着更好的效益。

---

① 乌日图.医疗保障制度国际比较研究及政策选择[D].北京:中国社会科学院研究生院,2003.

公费医疗制度的社会效益优势在很多经历过医疗保障制度转变的国家上体现得尤为明显,这些国家由政府医疗保险制度转变为公费医疗制度便有医疗公平方面的考虑。例如,有学者认为意大利在公费医疗制度改革前面临的最大问题是区域安排的不平等性。意大利北部和中部地区在体制、组织和专业方面的发展基本能够达到要求,南部地区则落后很多。公费医疗制度的建立,确立了人的尊严、卫生需要和团结精神的指导原则,保证了每个人(不论收入或居住地点)都有平等获得同一水平医疗服务的机会,并能够制订疾病预防计划,控制卫生支出,保证医疗制度由公众民主决定。[①]对瑞典来说,瑞典公费医疗制度改革前的主要问题在于医疗卫生体系结构和资源的地理分布极不平衡,国家较不富裕地区和农村地区明显落后,医疗没有实现全民覆盖,不同地区的居民因不平等的医疗服务产生了许多矛盾。[②] 整体而言,这些发达国家在公费医疗制度改革前面临着医疗卫生方面不公平的问题,包括地区间医疗的不平等和贫富人群医疗待遇间的不平等。[③] 公费医疗制度能很好地解决医疗服务不平等的问题,这些发达国家也因此逐步实行公费医疗制度。

4.1.3.2　我国医疗制度的社会效益现状与展望

公费医疗制度保证了全民享有医疗和医疗平等的相关医疗理念,对中国而言,这与社会主义国家的发展目标和秉承理念一致。从马克思的"用来满足共同需要的部分,如学校、保健设施等",到毛泽东的"六·二六"指示,在马克思主义经典著作中始终蕴含着医疗公平和完善医疗保障的医疗思想。除了公费医疗制度自身的优越性,马克思主义医疗卫生思想在我国的实践和发展也体现着我国医疗制度改革转型的必要性。以我国现行的政府医疗保险制度为例,由于政府医疗保险制度是由各省进行统筹,各地区间发展存在不均衡,并且每个地区也分为城镇职工、城镇居民和农村居民等不同类型,所以在同一地区的不同类型间、同一类型的不同地区间存在着不同的

[①]　FERRE F,DE BELVIS A G,VALERIO L,et al. Italy:health system review[J]. Health systems in transition,2014,16(4):1-168.

[②]　BERNAL-DELGADO E,GARCIA-ARMESTO S,OLIVA J,et al. Spain:health system review [J]. Health systems in transition,2018,20(2):1-179.

[③]　MODI N,CLARKE J,MCKEE M. Health systems should be publicly funded and publicly provided[J]. British medical journal,2018,362(8167):k3580.

医疗待遇,没有达到最普遍的公平性条件。不同地区间、不同类型间居民的医疗待遇差距相对较大,这种差距与经济社会发展的不平衡直接挂钩,是医疗不公平的直观体现,不符合全民医疗的施政理念,也不符合新时代医疗卫生思想和健康中国战略的要求。我国若在全国范围内实施公费医疗制度,是对社会主义施政理念的落实,各个地区、各个类型的居民医疗保障便会统一,补齐短板,这将有效保障居民的健康水平,使国家整体健康水平再上一个台阶。我国无论是从提高全民健康水平的角度,还是从体现社会主义国家制度优势的角度,实施更加公平的公费医疗制度都具有明显优势和迫切必要性。

值得注意的是,公费医疗制度公平性的前提是全民覆盖,若社会中只有一部分群体享有公费医疗制度,那么社会医疗卫生保障便失去了公平性的基础,这种情况也不能称公费医疗制度是国家主要的医疗保障制度。我国曾在1952年起实施的针对特定公职人群的公费医疗制度,便是一个明显的例子。当时由于公费医疗没有全民覆盖以及制度上的漏洞,加之经济社会发展程度较低,造成了有公费医疗的群体"小病大治""一人公费、全家使用",没有公费医疗的群体则看病难、看病贵、因病致贫。任何医疗保障制度若没有全民覆盖,便首先失去了制度公平的基础,讨论针对部分群体的公费医疗制度的公平性便没有意义,本书研究的也是全民覆盖的公费医疗制度。习近平总书记指出,"我们要随时随刻倾听人民呼声、回应人民期待,保证人民平等参与、平等发展权利,维护社会公平正义,在学有所教、劳有所得、病有所医、老有所养、住有所居上持续取得新进展……使发展成果更多更公平惠及全体人民,在经济社会不断发展的基础上,朝着共同富裕方向稳步前进。"①全民覆盖的公费医疗以公立医院为医疗服务提供主体,以税收作为医疗服务资金来源,可以最好地落实医疗服务的社会公平性要求,这是公费医疗制度相对其他医疗制度的特点和优势。实施公费医疗制度,在促进社会公平方面将是一个巨大的进步。

4.1.4 政治效益优势:民众支持对比

4.1.4.1 医疗保障制度的政治效益

公费医疗制度作为对全体民众的医疗保障手段,在政治上有着重要的

---

① 中共中央文献研究室.习近平关于全面建成小康社会论述摘编[M].北京:中央文献出版社,2016:131.

作用。拥有健全的医疗保障制度是普通民众的重要诉求，是他们关心的重大问题[①]。历史上多次医疗制度改革的出发点都与凝聚人心的目的息息相关[②]。一方面，劳动群体对于自身的医疗保障非常关切，希望国家具备完善的医疗保障制度，公费医疗制度在此方面的优越性较为明显。另一方面，政府也将建立更好的医疗制度作为争取支持、获得民心的手段。所以，从各个国家的医疗卫生改革案例中不难发现，公费医疗制度不仅是国民健康的保障，还在凝聚人心、维护社会稳定、缔造良好和谐的社会环境、提升公民的国家认同感、提高国家在世界的影响力等方面起着极其重要的作用，有着深远的政治影响力。英国、新西兰等国在第二次世界大战后参考苏联的经验，建立了公费医疗制度，希望通过建立公费医疗制度来增强社会凝聚力[③]，并且确实取得了较好的效果，有力推动了第二次世界大战后本国经济的复苏。之后陆续有国家基于政治诉求建立公费医疗制度，例如西班牙于 1982 年由工人社会党提出医疗改革期望，目的是提高健康水平、减少医疗不平等、提高资源利用效率。[④] 1986 年西班牙通过《全民医疗保健法》，确立了全民覆盖的公费医疗制度。[⑤] 公费医疗制度为西班牙的工人社会党在争取民众支持方面作出了较大贡献。从以上分析可以发现，分析医疗保障制度，必须考虑其政治效益。一方面是考虑医疗保障制度能带来怎样的政治效益，另一方面是考虑在政治效益的推动下，将产生怎样的医疗保障制度改革。

政治效益的考量具有显著的阶级性，三种医疗保障制度产生政治效益的特点有所不同。公费医疗制度主要保障的是最广大民众的利益，从广大民众中得到最优的政治效益；政府医疗保险制度没有考虑和保障所有民众的利益，从范围来说政治效益次之；商业医疗保险制度则只保障了少数资产阶级的利益，从范围来说政治效益最差。当政治权利掌握在最广大的民众手中时，政府一般选择的是公费医疗制度；当政治权利掌握在少数资产阶级

①　HOLT E. Health in Sweden：a political issue[J]. The lancet，2018，392(10154)：1184-1185.

②　Anon. History of the health care system in Chile[J]. American journal of public health，1977，67(1)：31-36.

③　BOYLE S. United Kingdom (England)：health system review[J]. Health systems in transition，2011，13(1)：1-483.

④　RODRIGUEZ E，DE PUELLES P G，JOVELL A J. The Spanish health care system：lessons for newly industrialized countries[J]. Health policy and planning，1999，14(2)：164-173.

⑤　Anon. Overview of the Spanish healthcare system[J]. Health management，2010，12(5)：1-2.

手中时,政府一般选择的是商业医疗保险制度;当政治权利介于二者之间时,政府一般选择的是政府医疗保险制度。总的来说,公费医疗制度是覆盖最广、最得人心、政治效益最好的医疗保障制度。

4.1.4.2 由执政党类别特征看公费医疗制度的政治效益

国家主要医疗制度的选择在一定程度上反映了国家中各个利益集团谁占主导地位的问题。例如,历史上主要执政党是自由主义政党的国家,比如美国等国家,工人阶级特别弱小而资产阶级特别强大,国家主要保证的便是资产阶级的利益,推崇至高无上的市场,存在巨大的收入差距,很少考虑广大民众的医疗需求,这种国家的医疗制度是欠缺公平的。选择公费医疗制度的国家,一般是社会民主主义政党长期执政的国家,国家主要代表的是广大民众的利益,这种情况下医疗保障最为公平也最聚人心。介于以上二者之间的国家不如社会民主主义政党长期执政的国家更能代表普通民众的医疗服务利益需求,在医疗制度公平性方面也比社会公费医疗制度国家稍差,不如公费医疗制度更聚人心。

部分发达国家从政府医疗保险制度到公费医疗制度的转变情况见表 4-5。这些政党代表着广大人民的利益,其通过医疗改革将本国的政府医疗保险制度转变为公费医疗制度有着深远的政治考虑。公费医疗制度作为凝聚人心、提高政党地位的一项手段,在政治方面有着不可比拟的优势,这充分说明了公费医疗制度具有更好的政治效益。

表 4-5 部分发达国家从政府医疗保险制度到公费医疗制度的转变情况

国家	公费医疗制度确立时间	当时执政党
新西兰	1941 年	新西兰工党①
澳大利亚	1941 年	澳大利亚工党②
英国	1948 年	英国工党③

① CUMMING J,MCDONALD J,BARR C,et al. New Zealand:health system review[J]. Health systems in transition,2014,4(2):1-244.

② HEALY J, SHARMAN E, LOKUGE B, et al. Australia:health system review[J]. Health systems in transition,2006,8(5):1-158.

③ BOYLE S. United Kingdom (England):health system review[J]. Health systems in transition, 2011,13(1):1-483.

表 4-5(续)

国家	公费医疗制度确立时间	当时执政党
瑞典	1955 年	瑞典社会民主工人党①
冰岛	1956 年	冰岛社会民主党②
爱尔兰	1957 年	爱尔兰统一党③
丹麦	1961 年	丹麦社会民主党④
加拿大	1962 年	加拿大进步保守党⑤
芬兰	1964 年	芬兰中央党⑥
挪威	1967 年	挪威工党⑦
意大利	1978 年	意大利天主教民主党⑧
葡萄牙	1979 年	葡萄牙民主联盟⑨(社会民主党与其他中间偏右政党)
希腊	1983 年	希腊民主同盟⑩(泛希社运和民主左翼)
西班牙	1986 年	西班牙工人社会党⑪
韩国	1989 年	韩国民主正义党⑫

① ANELL A, GLENNGÅRD A H, MERKUR S. Sweden: health system review[J]. Health systems in transition, 2012, 14(5): 1-159.

② SIGURGEIRSDÓTTIR S, WAAGFJÖRÐ J, MARESSO A. Iceland: health system review[J]. Health systems in transition, 2014, 16(6): 1-182.

③ MCDAID D, WILEY M, MARESSO A, et al. Ireland: health system review[J]. Health systems in transition, 2009, 11(4): 1-268.

④ OLEJAZ M, JUUL NIELSEN A, RUDKJØBING A, et al. Denmark: health system review[J]. Health systems in transition, 2012, 14(2): 1-192.

⑤ MARCHILDON G P, ALLIN S, MERKUR S. Canada: health system review[J]. Health systems in transition, 2020, 22(3): 1-194.

⑥ KESKIMAKI I, TYNKKYNEN L K, REISSELL E, et al. Finland: health system review[J]. Health systems in transition, 2019, 21(2): 1-166.

⑦ RINGARD A, SAGAN A, SPERRE SAUNES I. Norway: health system review[J]. Health systems in transition, 2013, 15(8): 1-162.

⑧ FERRE F, DE BELVIS A G, VALERIO L, et al. Italy: health system review[J]. Health systems in transition, 2014, 16(4): 1-168.

⑨ BARROS P P, MACHADO S R, SIMOES J D A. Portugal: Health system review[J]. Health systems in transition, 2011, 13(4): 1-156.

⑩ ECONOMOU C, KAITELIDOU D, KARANIKOLOS M, et al. Greece: health system review[J]. Health systems in transition, 2017, 19(5): 1-166.

⑪ BERNAL-DELGADO E, GARCIA-ARMESTO S, OLIVA J, et al. Spain: health system review[J]. Health systems in transition, 2018, 20(2): 1-179.

⑫ CHUN C B, KIM S Y, LEE J Y, et al. Republic of Korea: health system review[J]. Health systems in transition, 2009, 11(7): 1-184.

4.2 公费医疗制度的成功经验借鉴

经过上述分析,公费医疗制度在健康效益、经济效益、社会效益、政治效益方面都具有明显的优势,按照上述评价标准公费医疗制度是一项相对较好的医疗保障制度。世界上很多国家长时间实施公费医疗制度,并取得了很好的保障效果。下面将以欧洲发达国家英国和拉美发展中国家古巴为代表,介绍国外关于公费医疗制度的成功经验。需要说明的是,英国和古巴的国情与中国都不同,执政理念与制度背景也有所区别,两国公费医疗制度的相关经验也不可能直接照搬到中国,在此只是从借鉴经验的角度介绍相关的医疗保障制度,以作为我国实施公费医疗制度时的参考。

4.2.1 资本主义国家成功经验分析——以英国为例

4.2.1.1 英国公费医疗制度的经验分析

英国建立了英国国家医疗服务体系(National Health Service,简称 NHS),该体系覆盖全体民众,资金主要来源于税收收入,并且保证每个个体享受的保险和医疗服务与他们的工作没有任何关系。NHS 提供全面、免费的医疗服务,由一般税收提供资金,并向所有人开放。NHS 不仅为全体英国人民提供了良好的健康保障,也为社会安定和发展作出了重要贡献。1983 年起英国社会调查公众对 NHS 的满意度。调查结果显示,公众对 NHS 的支持率一直超过 90%。NHS 已经超越了医疗卫生保障制度的范畴,变为了英国的一个政治性标志。2012 年伦敦奥运会开幕式上,英国医生和护士们翩翩起舞,孩子们在病床上蹦蹦跳跳,向全世界展现了 NHS 的重要性。反观其他国家,很少会如此突出地标榜自己国家的卫生保障制度,这足以体现 NHS 是英国引以为豪的制度建设成果。NHS 代表了一个可以在现实生活中实现国民理想的地方;NHS 体现了团结、公正和弱势群体应该得到保护的理念。[①]

NHS 基于以下七个关键原则建立:为所有人提供全面的服务、基于临

---

① BURKI T. From health service to national identity: the NHS at 70[J]. The lancet, 2018, 392 (10141):15-17.

床需求而非支付能力的服务、追求卓越和专业的最高标准、患者是一切工作的中心、跨组织边界进行工作、致力于使纳税人的钱创造最大价值、对公众社区以及患者负责。① NHS 的一个重要特点是它将全国各地的医院国有化,NHS 的医院拥有明确的公立属性,这是在第二次世界大战期间建立的紧急医疗服务的基础上实现的,是为了满足当时的需要。家庭医生充当卫生系统终端,每位民众都可以绑定一个特定的家庭医生,如果其他家庭医生有空闲的名额,民众也可以改变自己绑定的家庭医生。某些医院服务需要通过家庭医生转诊,患者将会被转诊到地区医院。家庭医生经费主要是按人头支付的,某些服务(家访、免疫接种)方面也存在基于绩效支付的部分。② NHS 聘用的基本都是自有的工作人员,近年来大量私人投资以外包等形式在 NHS 中出现,NHS 也允许专家私人执业,但大部分医生和护理人员还是以 NHS 工作为自己的主业。③

客观来讲,NHS 在保健服务方面确实存在区域不平等现象,但 NHS 为了解决这一问题也采取了多种应对措施。例如,在需求紧缺的地区和为重病患者服务的全科医生将获得更高的工资;在需求紧缺的地区通过财政转移建设更多的医疗服务设施等。④ 另外,NHS 还采取以下措施尽可能减少英国医疗系统存在的弊端。一是,所有医院专家都按照相同的标准支付薪酬,全科医生的收入与医院专家的收入持平。二是,排队等候和定量供给是控制成本的主要途径。虽然紧急住院不需要家庭医生就能转诊,但对于非紧急住院情况需要很长的等待时间。三是,医疗预算、医院床位和专家名额由 NHS 严格控制,低花费的医生(医院)支付模式,例如按人头支付薪水,与美国这样的国家相比,降低了成本,美国一些国家普遍采用按服务收费的方式。四是,对新的卫生技术设备流入进行严格监管。例如,英国的人均核磁共振设备数量比美国少得多,在减少不必要的诊断和治疗干预措施的情况下也不影响基本护理和健康结果。五是,英国的卫生系统设计需要比美国

---

① WU T Y,MAJEED A,KUO K N. An overview of the healthcare system in Taiwan[J]. London journal of primary care,2010,3(2):115-119.

② GRUMBACH K,BODENHEIMER T. Understanding health policy:a clinical approach[M]. 6th ed. New York,N. Y. :McGraw-Hill Education LLC. ,2012.

③ 同①.

④ LIGHT D W. Universal health care:lessons from the British experience[J]. American journal of public health,2003,93(1):25-30.

更少的行政成本。[①]

英国医疗系统的主要优势可以概括为"低成本、更健康",尽管在卫生方面英国花费了大量开支,而且不断上升的护理需求和昂贵的干预措施貌似有悖这个优势。但是NHS一直能够压低成本,同时不影响护理质量和健康结果。例如,英国在许多健康指标上都比美国表现更好。英国医疗系统的具体优势主要表现在以下三个方面。一是,强大的初级医疗保健以及基于家庭医生系统的护理是英国医疗系统的基本优势之一。这阻止了不必要的专家咨询服务,树立了预防和促进意识,并能保证护理的连续性。二是,增加预防性服务和人头支付的激励措施能鼓励医生更多地使用预防性护理。保险范围是普遍的,基本上是公平的。虽然这些年来发生了许多自由市场的变化,但是类似基本服务在护理点是免费的这些服务仍然得到了保留;虽然选择性医院护理是定量的,但紧急护理是及时的;虽然不必要的程序较少,但是医生访问的次数和人均住院天数情况比美国更好。三是,英国具有更合理的家庭医生比例。

4.2.1.2　英国公费医疗制度的经验借鉴

1. 建立以公费医疗制度为主、商业医疗保险制度作为补充的医疗保障体系

以公费医疗制度为主体,能够保障全体公民具有基本的医疗卫生保障;将商业医疗保险制度作为补充,能够发挥市场的激励作用,提供更高水平的补充医疗卫生保障。商业医疗保险制度涵盖心理健康、产科服务、医美整形、牙科保健等方面,在问诊速度、医疗待遇上均有不同程度的侧重,可以满足不同人群的医疗保障需求。

2. 建立统一的健康信息系统

医院通过每个患者的编号便可以提供详细的医疗记录,这有助于建立诚信体系,有效减少公费医疗中的诚信问题。由于在公费医疗体制下患者的医疗服务主要在公立医院进行,公立医院系统就可以较好地做到信息的统一与集成。一方面,信息的整合可以作为全面的医疗决策参考,有助于医疗机构针对患者详尽的健康信息作出准确的选择;另一方面,庞大

---

① GRUMBACH K,BODENHEIMER T. Understanding health policy:a clinical approach[M]. 6th ed. New York,N. Y. :McGraw-Hill Education LLC. ,2012.

而全面的健康信息量经过隐私处理后,可以为医学发展准备充足的信息基础。

3. 适度引入市场机制,引导资本有序进入医疗卫生领域

在政府医疗卫生机构的监督下,引导资本进入医疗服务领域,在包括管理员工、采购医疗设备、管理房产设施等方面,利用市场机制带来的激励作用推动公费医疗降低成本。与此同时,加强监督机构的制度建设,通过保障其运行的独立性来保障资本的有序发展,避免资本对公费医疗制度的腐蚀,尤其注重避免资本逐利性在医疗卫生领域的体现,防止资本的无序扩张。

4.2.2　社会主义国家成功经验分析——以古巴为例

4.2.2.1　古巴公费医疗制度的经验分析

1959 年,卡斯特罗领导的革命军推翻巴蒂斯塔独裁政权,古巴的医疗卫生事业由此开启了崭新的篇章。1960 年,身为革命家兼医生的格瓦拉提出建立一个国家医疗体系以缩小城乡差距并为古巴提供全民医疗的想法。[①] 1963 年,古巴颁布《社会保障法》,标志着古巴建立了全国范围内政府主导的公费医疗保障体系。20 世纪 70 年代,为应对人民日益增长的健康需求以及预防疾病和其他健康问题,古巴提出建立以社区为基础的医疗保障制度。[②] 1976 年,古巴颁布的《古巴共和国宪法》规定全体人民享有健康保障和医疗保健的权利,[③]享有医疗保健权利也被理解为是古巴人民最重要的人权。[④] 1979 年,古巴新《社会保障法》将保障范围扩大至所有群体,古巴政府决心让古巴成为发展中国家中第一个医疗保障全覆盖的国家。[⑤] 2018 年,修订后

[①]　KECK C W,REED G A. The curious case of Cuba[J]. American journal of public health,2012, 102(8):13-22.

[②]　DE VOS P. Cuba's strategy toward universal health[J]. International journal of health services, 2019,49(1):186-192.

[③]　BAGGOTT R,LAMBIE G. "Enticing case study" or "celebrated anomaly"? Policy learning from the Cuban health system[J]. The international journal of health planning and management,2018,33 (1):212-224.

[④]　KIRK J M. Alternatives:the Cuban (alternative) approach to health care[J]. Studies in political economy,2017,98(1):71-81.

[⑤]　同①.

的《古巴共和国宪法》重申了坚持社会主义和实现完全医疗保障的主张,①利用国家意志继续推进医疗保障体系建设。

在革命胜利后的早期阶段,古巴把医疗卫生事业开展的重点放在了基本公共卫生的改善、医疗卫生和免疫工作在农村的扩展等方面,区域综合诊所和医院系统逐步发展起来。20 世纪 80 年代,古巴将医疗保障的发展方向重新调整为面向初级保健体系建设和大量家庭医生教育。20 世纪 90 年代,古巴医疗保障发展的目标基本实现,家庭医生实现了全覆盖,②并由此建立了以初级、二级、三级医疗机构为依托,注重预防的医疗卫生保障体系。

近几十年来,古巴的医疗卫生建设取得了许多重要成果。相对古巴在国际经济发展方面的排名,古巴在卫生方面有着相对更好的表现。古巴的人均 GDP 在世界上排名较为落后,但古巴大多数重要的健康统计数据优于经济合作与发展组织国家的健康统计数据,甚至超过了美国。2015 年,古巴的婴儿死亡率低于美国,古巴的西恩富戈斯省是世界上婴儿死亡率较低的省份之一。古巴的人均寿命也与发达国家相当甚至更长,2015 年古巴男性和女性预期寿命为 78 岁和 82 岁,而美国男性和女性预期寿命则是 76 岁和 81 岁。③ 家庭医生的社区参与、初级保健的可及性和积极的公共卫生措施相结合使古巴防治传染病运动特别成功。在全球范围内,古巴第一次彻底消除了一些常见疾病,例如小儿麻痹症(1962 年)、新生儿破伤风(1972 年)、白喉(1979 年)、麻疹(1993 年)、百日咳(1994 年)、风疹(1995 年)和腮腺炎(1995 年)④,古巴也是第一个消除母婴传播艾滋病毒和梅毒的国家。

整体而言,古巴的发展体现了社会主义制度的优势,古巴将国家卫生服务机构改革进行落实,建立了以普遍、广泛的医疗保障为目标的公费医疗制度,所有的古巴人都拥有了自己的家庭医生。古巴的家庭医生依附于综合诊所开展工作,每个综合诊所都配备了几十个在附近工作和生活的家庭医

---

① Anon. Post-Castro Cuba: new constitution expands health rights[J]. The lancet, 2019, 393 (10180):1477.

② COOPER R S, KENNELLY J F, ORDUÑEZ-GARCIA P. Health in Cuba[J]. International journal of epidemiology,2006,35(4):817-824.

③ BAGGOTT R, LAMBIE G. "Enticing case study" or "celebrated anomaly"? Policy learning from the Cuban health system[J]. The international journal of health planning and management,2018,33 (1):212-224.

④ 同②.

生,此外学校和工厂也都有单独的家庭医生。每个综合诊所的家庭医生团队由10~12名医生组成,也有固定的专业医学顾问、社会学家、心理学家等提供后方支持。每个全科医生和一名护士一起负责500~800人的一线保健,包括疾病预防、健康教育、治疗康复等。每个家庭医生都清楚自己对应的家庭,每个家庭也都知道他们所在地区的家庭医生。古巴家庭医生的政策具有灵活性,虽然古巴鼓励患者首先咨询他们自己的家庭医生,但是人们可以自由地去看任何其他的家庭医生。家庭医生将根据自身的计划(预防、长期护理、年度检查)和患者的要求,将诊所咨询和上门服务结合起来。公费医疗制度实施后,古巴的卫生保健情况有了极大的改善,国家的流行病学概况发生了重大变化。古巴人民最重要的死亡原因不再是传染病,而是慢性退行性疾病,例如心脏和心血管方面的疾病以及癌症,传染病的影响已大大减少,这是典型现代工业化国家的特征之一。因此在古巴有一句流行的话:我们像穷人一样生活,但我们像富人一样死去。[1]

在古巴,建立一个保障全体民众的综合卫生系统是国家的中心责任。古巴的医疗保健必须是免费和高质量的,除了以补贴后价格提供的一线药品外,古巴医疗保健的所有费用都由国家通过国家税收来支付,每个古巴人都有权根据自己的需要获得医疗保健。古巴并不存在用户自付费用或与国家共同支付费用的现象,因为这会导致获得医疗保健的不平等。古巴有医生解释说:在一切都还算顺利的时候,免费医疗是一项重要原则,在经济危机时期更是如此。因此,医疗保健仍然完全掌握在古巴的公共部门手中。在古巴禁止私有制形式的医疗设施,法律禁止私人行医。恰恰由于古巴高质量的医疗服务可以覆盖全体人口,所以古巴民众对私人医疗并没有明显的需求,这与世界许多其他国家或地区(比如美国)恰恰相反。美国等一些国家或地区的公共服务资金不足,民众只能被迫选择私营部门以获得高质量医疗服务。[2]

4.2.2.2　古巴公费医疗制度的经验借鉴

1. 通过政府力量坚持公费医疗制度建设

随着阿拉木图会议的召开,古巴的公共卫生系统树立了与泛美卫生组

---

① DE VOS P. "No one left abandoned":Cuba's national health system since the 1959 revolution [J]. International journal of health services,2005,35(1):189-207.

② 同①.

织一致的团结、公平、健康的价值观。① 在卡斯特罗的领导下,执政党和政府把提高全民的健康水平作为革命的一项重要战略任务,提出让人人享有健康的奋斗目标。② 政治方面,古巴的卫生保健受到《古巴共和国宪法》的保障,享有医疗保健权利被认定为是古巴人民最重要的人权。③ 2018 年修订的《古巴共和国宪法》扩展了民众健康权的范围,这不仅得到了民众的广泛支持,也表现出古巴政府在医疗卫生事业发展上的决心,即坚持实现医疗卫生的自由平等。④ 经济方面,近十年来古巴持续将 10% 左右的 GDP 用于医疗事业,并呈上升趋势,也体现了古巴政府对于医疗卫生事业的重视。⑤

2. 建立合理的初级诊疗发展规划

古巴建立公共卫生系统的经验是将医疗服务集中在人、家庭和社区,提供免费的全科医生,提高护理质量。⑥ 这种初级诊疗的方式,既能保证医生深入社区,有效保障人民的健康,又能将医疗护理知识进行普及,有效预防疾病的发生。古巴通过宣传、教育的方式预防疾病,减少了古巴人民对医疗用品的依赖。在病情恶化成为重大健康问题之前,先解决这些小问题,不仅能起到更好的效果,而且从医疗成本上来讲人民花费的费用更低。⑦

3. 重视对医学领域相关人才的培养

古巴的医疗培训与初级诊疗、疾病预防密切相关,逐年培养起来的医生资源为初级诊疗的开展奠定了基础。在医学领域人才培养方面,古巴大力开展传统医学课程(专科医生)和全科医生教育课程,传统医学课程面向医院、研究所等二、三级诊疗机构,全科医生教育课程面向社区等初级诊疗机

---

① ETIENNE C F. Cuba aims for universal health[J/OL]. Pan American journal of public health,2018,42:1-2[2023-01-13]. https://iris. paho. org/bitstream/handle/10665. 2/34908/v42e642018. pdf? sequence=1&isAllowed=y. DOI:10. 26633/RPSP. 2018. 64.

② 毛相麟. 卡斯特罗对古巴和世界社会主义发展的卓越贡献[J]. 世界社会主义研究,2017,2(1):33-39,125-126.

③ KIRK J M. Alternatives:the Cuban (alternative) approach to health care[J]. Studies in political economy,2017,98(1):71-81.

④ Anon. Post-Castro Cuba:new constitution expands health rights[J]. The lancet, 2019, 393(10180):1477.

⑤ 资料来源:世界银行数据库。

⑥ 同①.

⑦ 同③.

构。所有医学生均需要先在初级保健方面进行实践,合格之后才能从事专业领域的工作。① 源于对医学领域人才培养的重视,古巴是世界上医生与人口比例最高的国家之一。此外,古巴还在世界各地的 62 个国家中派驻48 000 多名卫生专业人员。②

4. 持续对生物技术研究进行投入

古巴在生物技术方面尤其是生物制药领域投入了大量资金,不仅自主研发生物制药技术,而且生产药物的成本也低于世界主流的生物技术研发大国。古巴拥有大量的医疗创新专利,有 60%～70% 的药品是通过古巴生物技术研究中心研制的。虽然古巴受到了美国的封锁,但是古巴依然坚持技术创新,通过发展民族医药产业来减少对进口跨国公司药品的依赖,这减轻了国家医疗财政的支出,也更好地保护了民众的生命健康。此外,古巴还利用政府主导医疗模式的优势,将疫苗研制与有组织的卫生系统结合,提供了进行试验和评估临床应用的有效机制,进一步提高了生物技术研究部门的生产力。③

4.3　中国实行公费医疗制度的制度基础

公费医疗制度的优越性在一些代表性国家的成功运用中得到了验证,由此判断公费医疗制度是相较而言最好的医疗保障制度。我国目前是否有条件、有能力实行公费医疗制度? 国内有学者已进行过相关的研究,在各个方面尤其是经济方面,针对我国实行公费医疗制度的可行性进行了肯定,认为我国有足够的财政基础实行公费医疗制度,实行公费医疗制度并不会加重国家的财政负担④。但国内学者针对我国实行公费医疗制度可行性的制

---

① BAGGOTT R,LAMBIE G. "Enticing case study" or "celebrated anomaly"? Policy learning from the Cuban health system[J]. The international journal of health planning and management,2018,33(1):212-224.

② MORALES C,FITZGERALD J. Experiences and lessons from Cuba on the road to universal health in the Americas[J]. Pan American journal of public health,2018,42:63.

③ COOPER R S,KENNELLY J F,ORDUÑEZ-GARCIA P. Health in Cuba[J]. International journal of epidemiology,2006,35(4):817-824.

④ 玛雅.民生保障:新中国经验 VS 市场化教训:专访经济学家、北京大学教授李玲[J].经济导刊,2015(8):56-64.

度基础始终没有全面、量化的研究。下面将根据我国当前的实际情况,从政治、经济、医疗资源和价值观等方面进一步探究我国是否适合实施公费医疗制度。

4.3.1 中国历史上实施公费医疗制度的经验教训

我国从 1952 年开始实施过一段时间仅针对特定人群(国家机关、事业单位职工等)的公费医疗制度[①],但因其覆盖面小、制度存在纰漏、国家财政基础较差等原因,产生了资源浪费、绩效低下等现象,最终导致公费医疗制度逐渐向政府医疗保险制度并轨。[②] 总结我国曾经实施公费医疗制度的经验教训,有利于避免可能出现的相同问题,从而使我国未来实施的公费医疗制度尽可能达到预期效果。

4.3.1.1 我国曾经实施公费医疗制度的问题分析

整体来看,我国曾实施的公费医疗制度,由于存在重大缺陷而最终并轨到政府医疗保险制度,究其根本原因主要有以下四个方面。

1. 与当时的国情国力不适应

我国实施针对部分人员的公费医疗制度时,经济社会发展程度低,财政收入少,没有达到可以维持公费医疗支出的程度,难以实现可持续发展。1952 年建立公费医疗制度后,约 1 500 万人能够享受医疗保障,而到 20 世纪 80 年代末期,享受医疗保障的群体接近 1 亿人,公费医疗费用的增速在18% 以上,而同期我国的财政收入增速仅为 10% 左右[③],财政收入难以维持日益庞大的公费医疗开销。以 1990 年为例,古巴的人均 GDP 为 2 703 美元,人均政府医疗支出为 151.3 美元,而中国的人均 GDP 仅为 317.9 美元[④],根本无法负担如此高的人均医疗支出费用。

2. 实施范围小,全民保障差异大

我国公费医疗制度建立于 1952 年,随着社会的发展,虽然公费医疗制度的实施对象群体在不断扩大,但是仍只覆盖了人口基数中的一小部分人

---

① 刘会英.关于我国公费医疗制度的思考[J].医学理论与实践,1998,11(4):187-188.
② 刘新明.对我国公费医疗制度及其改革的哲学思考[J].中国卫生经济,1991,10(3):22-24,27.
③ 同①.
④ 资料来源:世界银行数据库。

群,占我国人口基数大部分的合同工群体、无业群体、个体经营群体、农村居民群体等都无法享受到医疗保障制度。这使得我国全民医疗保障程度低,并导致了因病致贫现象的发生,严重阻碍了我国整体健康水平的进一步提升。更为深远的影响是,这种医疗保障的不平衡损耗了民众对社会公平的信心,不利于社会的进一步发展。

3. 管理不健全,医疗和支付机制具有漏洞

实施公费医疗制度的过程中出现了很多资源浪费问题,其本质原因在于监督机制不完善。医生掌握问诊和处方权力,在缺乏药商—医院—医生链条监管的情况下,极易产生医生权力滥用问题,尤其是在改革开放后医疗产业化过度的情况下,产生了很多的资源浪费。公费医疗资金是由财政部联合卫生部门进行管理,对于医生开具处方等专业行为这些部门并没有审核能力。此外,在当时的社会发展阶段环境下,由于资金管理者工作绩效与资金的使用效率之间没有直接联系,资金管理者容易产生工作惰性、工作主动性欠缺等问题。从患者角度而言,作为公费医疗保障的患者,在没有清晰严格的制度约束时,容易产生"小病大治""一人参保、全家看病"等现象,进一步导致公费医疗经费超支。

4. 改革开放后医疗系统的过度产业化

国家的经济体制改革推动了医疗卫生领域的市场化进程,但医院采取的"自收自支"等措施导致了医疗系统过度产业化的产生。在改革过程中,公费医疗制度、医院的市场化改革与医疗系统的监管制度建设不协调、不适应造成了很多由于医院和医生逐利性动机而产生的过度医疗等医疗资源浪费现象。这些现象的出现加大了财政资金的压力,同时引发了民众对于医疗公平的进一步讨论。

通过以上分析可知,我国曾实施的公费医疗制度因为种种问题而向政府医疗保险制度并轨,并不是源于公费医疗制度本身,而是由于公费医疗制度实施的外在环境。例如,我国公费医疗制度实施范围太小、没有覆盖全民;我国公费医疗制度实施时,国情国力处在没有充分发展的阶段;改革开放中医疗系统过度产业化;没有建立合理的医疗、支付和监管机制;等等。综上,我国没有建立真正合理科学的公费医疗制度,使得曾部分实施的公费医疗制度在我国逐步被政府医疗保险制度替代。

4.3.1.2　我国未来实施公费医疗制度的应对策略

随着我国经济社会的快速发展,我国的综合国力有了明显提升。一方面,我国的 GDP、财政收入等指标提高了数倍。从 1978 年到 2020 年,我国的 GDP 从 3 650 亿元人民币增长为 114 万亿元人民币,财政收入从 1 132.3 亿元人民币增长为 20.25 万亿元人民币①。我国已经实现全面脱贫、全面建成小康社会的目标。另一方面,随着医疗改革的不断推进,我国医疗系统的制度建设全面完善,围绕分级诊疗、现代医院管理、全民医保、药品供应保障、综合监管等五项制度建立了优质高效的医疗卫生服务体系,取得了很好的实施效果,这为进一步实现公费医疗制度打下了很好的基础②。我国若要在当前情况下实施全民公费医疗,借鉴之前实施公费医疗制度的经验教训,需要在以下几方面进行重点保障。

1. 加强支付和医疗过程监督管理

从制度上消除药商—医院—医生链条的管理漏洞,建立健全监督机制,在全国范围内通过健全信用体系、加强流程管理、完善支付系统等手段方法加强医疗过程管理。对公立医院收支运营方式进行改革,优化医疗机构考核方式,消除市场化动机,取消药品、检查的业绩挂钩机制,以确保不再出现过度医疗现象。

2. 全民范围实施公费医疗制度

将公费医疗制度作为全民覆盖的医疗保障制度,消除各职业、各地域之间医疗保障制度不一致的现象,通过减小短板效应,最大限度提升全民健康水平。国家通过在全民范围内实施公费医疗制度,统一药品采购渠道,统一支付方式管理,统一监督监管机制,在为人民群众提供最大方便的同时,将公费医疗制度运行的人均成本降到最低。

3. 着重建立完善的三级诊疗体系

目前我国的医疗体系中二级和三级医疗机构发展较好,初级的基层医

---

① 去年财政收支"成绩单"公布 全国一般公共预算收入突破二十万亿元[EB/OL].(2022-01-26)[2023-01-04].http://www.mof.gov.cn/zhengwuxinxi/caijingshidian/renminwang/202201/t20220126_3784962.htm.

② 新中国成立 70 周年深化医药卫生体制改革相关成就[EB/OL].(2019-09-24)[2023-01-04].http://www.nhc.gov.cn/tigs/s7847/201909/548c3274c1be41e2b1d15624c0d18337.shtml.

疗机构缺口较大,其中家庭医生尤为匮乏,医护群体的数量规模尚需要提高一倍以上,我国还没有形成较为完善的诊疗递进体系。三级诊疗体系是公费医疗制度顺利运行的保证,实行公费医疗制度的代表性国家例如古巴、英国等,都具有非常完善发达的基层医疗系统。家庭医生的首诊制既可以发挥预防作用,避免出现"小病变大病"的情况,又可以及早介入疾病治疗,促进医疗过程的科学性,减轻大型医院的就医压力,有效缓解看病难的情况。在新冠疫情防控工作中,正是以社区等基层医疗机构为单位,我国的疫情防控工作才取得了良好的防控效果。

4. 调整税收政策提供充足保障

由于公费医疗制度的资金来源于政府税收,而不是如政府医疗保险制度来源于个人交纳的保费,因此,从政府医疗保险制度到公费医疗制度的改革必然涉及税收政策改革问题。国家调整税收政策,例如根据测算数值适当提高税收比例或缴纳特定税,是一种保证公费医疗制度资金可持续来源的、通过财政投入维持公费医疗制度有力运行的、可进一步促进社会公平的税收手段。

以上是保证我国未来实施公费医疗制度不再重蹈覆辙的应对策略。综合来看,经过改革开放以来几十年的迅速发展,我国在社会经济发展水平和医疗系统改革进程方面都有很大进步。只要能进一步加强支付和医疗过程监督管理、保证全民覆盖率、着重建设基层医疗系统、及时调整税收政策,我国将能够避免曾经实施公费医疗制度出现的若干问题。

4.3.2　政治基础:社会主义制度

政治制度代表着实施政策的社会平等性、福利国家的倾向程度,对医疗保障制度有着重要的影响。不同类型的政党执政,会影响社会的收入不平等程度、公共支出水平、保健福利覆盖面、公众对家庭服务的支持度、健康水平等。[①]

4.3.2.1　各政党执政情况下医疗制度的政治基础

纵观世界范围内,医疗制度的选择反映的是国家各个阶级进行利益博

---

① NAVARRO V,SHI L. The political context of social inequalities and health[J]. International journal of health services,2001,31(1):1-21.

弈后的结果,体现的是占有主导地位的阶级意识。进一步分析可知,医疗制度的选择与国家执政党的性质有着密切的关系。具体而言,各类型执政党在医疗制度选择方面具有明显的特点,下面分析各种类型执政党的不同特点,并从中分析医疗制度选择与执政党性质的内在联系,以进一步分析我国实行公费医疗制度的政治基础。

历史上主要执政党是社会民主主义政党的国家,代表性的国家有瑞典、挪威、丹麦等,这些国家大多选择公费医疗制度作为本国主要的医疗保障制度。在这些国家中,社会民主主义政党所代表的劳工力量非常强大,而代表资产阶级利益的政党却相对弱小。社会民主主义政党执政的国家,特征是工会参与度高,高社会保障支出占比,高税收,高公共卫生服务就业人数以及较好的教育卫生福利政策。

4.3.2.2 我国实行公费医疗制度的政治基础

1. 实行公费医疗制度符合我国的社会主义制度

我国是工人阶级领导的、以工农联盟为基础的人民民主专政的社会主义国家,人民当家作主是社会主义民主政治的本质特征,国家一切权力属于人民。我国的社会主义民主是维护人民群众根本利益的最广泛、最真实、最管用的民主。在我国,工人阶级的力量是最强大的,执政党中国共产党代表的是最广大人民群众的根本利益。在医疗保障制度方面,我国应充分考虑最广大人民群众的利益,相对于政府医疗保险制度和商业医疗保险制度,公费医疗制度最能体现对最广大人民群众的医疗保障,这也决定了在我国实行高社会保障程度、较好的卫生福利政策是可行的也是必要的。习近平总书记在党的十九大报告中强调:"必须坚持和完善中国特色社会主义制度,不断推进国家治理体系和治理能力现代化……构建系统完备、科学规范、运行有效的制度体系,充分发挥我国社会主义制度优越性"①,在医疗卫生领域的公费医疗制度则是我国社会主义制度优越性的一个重要体现。从运行机制角度来说,我国构建的举国体制,能够集中力量办大事,这有利于破除改革过程中各方利益集团的阻碍,而不是受控于各方利益集团的博弈最终使

---

① 习近平.决胜全面建成小康社会 夺取新时代中国特色社会主义伟大胜利:在中国共产党第十九次全国代表大会上的报告[M].北京:人民出版社,2017:21.

得改革无法顺利推进。

2. 实行公费医疗制度符合中国共产党的执政理念

中国共产党的执政宗旨是为人民服务,从新中国成立初期实行公费医疗制度的尝试,到后来毛泽东、邓小平、江泽民、胡锦涛等的医疗卫生方略,再到习近平新时代中国特色社会主义思想中的医疗卫生部分,都提到为广大人民群众提供充足的医疗保障是医疗卫生工作的重中之重。无论是全面脱贫,还是全面建成小康社会,出发点都是不断提升人民群众的获得感、幸福感、安全感,而在医疗保障领域,实行公费医疗制度是提升人民群众获得感、幸福感、安全感的有效方式之一。2020年年初,新冠疫情来袭,在面对突发疫情状况时,我国在中国共产党的带领下有效开展了各项防范工作,其中很重要的部分便是针对新冠疫情感染患者利用财政拨款进行治疗。针对新冠疫情的防范与诊断正是落实了公费医疗制度,由中央财政拨款,公立医院提供医疗服务。可以说,面对新冠疫情时,国家实行的医疗政策体现了中国共产党为人民服务的宗旨,未来全面实行公费医疗制度也是符合中国共产党的执政理念的。

3. 实行公费医疗制度符合我国的健康中国战略

公费医疗制度改革与习近平新时代中国特色社会主义思想高度契合,在实现全面建成小康之后,健康中国战略对于提升人民的获得感、幸福感、安全感具有非常重要的推动作用。健康中国战略的主题是"共建共享、全民健康",核心是以人民健康为中心,坚持以基层为重点,以改革创新为动力,预防为主,中西医并重,把健康融入所有政策,人民共建共享的卫生与健康工作方针,针对生活行为方式、生产生活环境以及医疗卫生服务等健康影响因素,坚持政府主导与调动社会、个人的积极性相结合,推动人人参与、人人尽力、人人享有,落实预防为主,推行健康生活方式,减少疾病发生,强化早诊断、早治疗、早康复,实现全民健康。① 这些与我国实行公费医疗制度的思路是完全符合的。深化医药卫生体制改革、在公共政策和财政投入上向医疗保障倾斜、将人民群众的医疗保障放在更为重要的位置上,这与公费医疗制度的高普及型、高保障度的特征是完全一致的,而我国健康中国战略的政

---

① 国家卫生和计划生育委员会.《"健康中国 2030"规划纲要》辅导读本[M].北京:人民卫生出版社,2017:4.

治导向也为经济和医疗资源方面的可行性提供了制度保障。

4.3.3　经济基础:财政投入与医保缴费

经济方面的可行性一直是公费医疗制度研究重点关心的问题。我国曾经实行的公费医疗制度最终向政府医疗保险制度并轨,很大程度上是由于我国当时的财政基础较为薄弱,医疗保障覆盖面较小、经费管理存在制度漏洞。"一人公费、全家医疗""小病大医、点名要药"等现象进一步加大了经费压力,导致政府最终无法负担公费医疗制度的开支。当前我国的综合国力和社会经济发展水平有了显著提升,财政支出能力进一步增强,同时对公费医疗制度的理解也更加深刻全面。我国通过建立面向全民的公费医疗制度和优化经费管理制度等举措能够克服公费医疗制度存在的问题。国内有学者提到,我国已经具有实行公费医疗制度的经济条件,实行公费医疗制度将不会给国家增加额外的财政压力,且实行公费医疗制度也将有助于医疗总费用的进一步下降[1][2]。

本部分通过对比实行公费医疗制度代表性国家的政府医疗支出情况,并将同为社会主义发展中国家的古巴作为参照对象,实际测算了我国实行公费医疗制度所需要的财政支出。根据我国目前的医保缴费、个人支付、财政支出等各方面医疗费用支出情况,说明了在进行医保缴费税收转移、不增加政府和民众经济负担的情况下,实行公费医疗制度在经济方面的可行性基础。

4.3.3.1　实行公费医疗制度代表性国家的政府医疗支出占比情况

此部分选取实行公费医疗制度的代表性国家,例如英国、瑞典、新西兰等国家的政府医疗支出占 GDP 比例的数据,得出维持公费医疗制度运行所需要的政府医疗支出费用。另外,收集实行公费医疗制度代表性国家的人均政府医疗支出数据,得到要保障在类似国家经济发展水平情况下,所需要的人均政府医疗支出数据,以作为公费医疗制度经济可行性的分析参考。

---

[1]　玛雅.民生保障:新中国经验 VS 市场化教训:专访经济学家、北京大学教授李玲[J].经济导刊,2015(8):56-64.

[2]　许芳.全民免费医疗是根除过度医疗的"上上策"全国政协委员、"提案王"武鸿麟谈过度医疗[J].首都食品与医药,2016,23(13):38.

需要注意的是,每个国家的发展水平和保障政策存在差异,例如,大部分实行公费医疗制度的国家是发达国家,发展水平较高,人均收入也较高。若考虑人力成本等因素,相同保障水平下人均医疗支出也就更高。类似地,如果要达到更好的参照效果,应尽量选取类型相同、水平相似的国家作为参考,才能达到较为准确的量化分析。

在人均政府医疗支出方面,根据 2018 年的相关统计数据,实行公费医疗制度的代表性国家中的发达国家(英国、瑞典、新西兰)的人均政府医疗支出均在 3 000 美元以上;实行公费医疗制度的代表性国家中的发展中国家(古巴)的人均政府医疗支出接近 900 美元。与之对比,2018 年中国的人均政府医疗支出不到 300 美元,与同为发展中国家的古巴具有较大差距,实行公费医疗制度的发达国家的人均政府医疗支出为我国的 10 倍以上。中国与不同医疗制度代表性国家人均政府医疗支出变化比较趋势,见图 4-7。

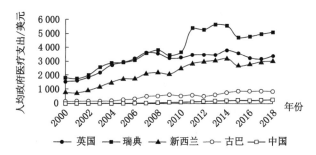

图 4-7　中国与不同医疗制度代表性国家人均政府医疗支出变化比较趋势图

在政府医疗支出占总医疗支出比例方面,根据 2018 年的相关统计数据,实行公费医疗制度的各个国家中,政府医疗支出占比在 75% 左右,而中国在此方面的比例仅为 57% 左右。占比最高的是古巴,其政府医疗支出占总医疗支出的比例为 90% 左右,即大部分的医疗费用都由政府承担,此方面我国与其他国家存在较大差距。中国与不同公费医疗制度代表性国家政府医疗支出占总医疗支出比例变化比较趋势,见图 4-8。

政府医疗支出占 GDP 的比例方面,根据 2018 年的相关统计数据,实行公费医疗制度的各个国家中,政府医疗支出占比在 7% 左右,而中国在此方面比例仅为 3% 左右。占比最高的是古巴,其政府医疗支出占 GDP 的比例为 10% 左右,此方面我国与其他国家存在较大差距。中国与不同公费医疗制度代表性国家政府医疗支出占 GDP 比例变化比较趋势,见图 4-9。

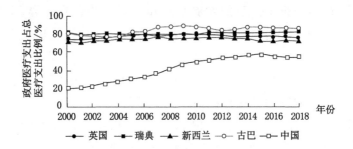

图 4-8　中国与不同公费医疗制度代表性国家政府
医疗支出占总医疗支出比例变化比较趋势图

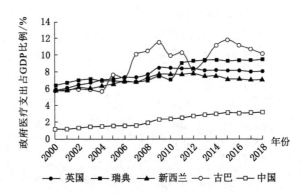

图 4-9　中国与不同公费医疗制度代表性国家政府
医疗支出占 GDP 比例变化比较趋势图

根据以上数据可知,在现行的医疗制度情况下,我国在政府医疗支出方面与实行公费医疗制度的国家存在着较为明显的差距。由于各个国家之间的比较,将涉及国家政治制度、国家经济发展水平、物价水平、人力成本水平等方面,故以下选取实行公费医疗制度国家中的发展中国家——古巴,作为我国实行公费医疗制度情况下经济测算的对照国家,以达到尽可能准确地估算公费医疗制度国家经济成本可负担性的依据。

4.3.3.2　基于古巴数据的我国公费医疗支出测算

根据前述内容,为了更好地在经济方面研究我国实行公费医疗制度的可行性,现选取同为社会主义国家且同是发展中国家的古巴作为参考对象,二者的平均经济发展水平(2020 年古巴人均 GDP 为 9 477 美元,中国人均

GDP 为 10 434 美元)也较为相近,有较好的可比性。以下通过比较二者在医疗花费方面的情况,对我国实行公费医疗制度的经济可行性做进一步分析。

基于世界银行发布的相关数据,对 2000—2018 年古巴、中国的政府医疗支出占 GDP 的比例进行分析。二者均随时间呈整体上升趋势,古巴从2000 年的不到 6％上升到 2018 年的 10％左右,而中国在此时间段上升较慢,整体仅提高了不到 2％,2018 年中国政府医疗支出占 GDP 的比例为 3％左右。中国政府在医疗支出上的投入占 GDP 的比例远低于古巴,但在这个差距中,由于二者分属政府医疗保险制度和公费医疗制度,医疗保障制度差别是引起两国政府医疗支出占 GDP 比例的差别的主要原因。从医疗成本角度考虑,由于中国和古巴的人均 GDP 较为接近,且同为社会主义国家,社会结构、物价水平、人力成本等可认为比较接近,所以本书提出一个假设,即当中国能够达到古巴的人均政府医疗支出时,便有实行公费医疗制度的可能。由此根据公式:

中国假想值＝中国政府医疗支出占 GDP 比例×古巴人均政府医疗支出/中国人均政府医疗支出

得到中国假想值便是当中国达到与古巴类似的人均政府医疗支出时,中国政府医疗支出占 GDP 的比例。中国与古巴政府医疗支出占 GDP 比例变化比较趋势,见图 4-10。从图 4-10 中可以看出,中国政府医疗支出占 GDP 的比例约为 10％时,便可达到古巴相同的人均政府医疗投入,即在经济方面具有实行公费医疗政策的可行性。从数据上看,10％的比例与现在 3％左右的比例相差较多,但没考虑的是在中国现行的政府医疗保险制度下,作为医疗花费的一个重要部分——医保缴费并没有划分在内,所以需要针对我国的整体医疗花费情况进行统筹测算。按照上述思路,以下进行了假设计算,即假定我国实行公费医疗制度,从政府支出角度量化预测可行性。

以 2018 年数据为例,若维持与古巴类似的人均政府医疗支出,即人均政府医疗支出为 877 美元,则需要政府医疗支出总额 78 560 亿元人民币[①]。由于我国实行政府医疗保险制度,人民群众参保的保费形成的医保基金独立于政府财政之外运行,2018 年此部分总收入(年度医保缴费)便有 21 384

---

　　①　人均政府医疗支出为 877 美元为世界银行数据库公布的数据,此数据乘以总人数再乘以汇率便得到 78 560 亿元人民币。

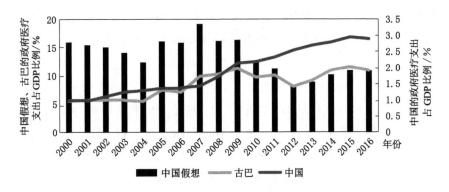

图 4-10　中国与古巴政府医疗支出占 GDP 比例变化比较趋势图

亿元人民币①。除此之外,2018 年我国的个人医疗支出为 342 美元,若实行公费医疗制度将消除此部分花费,此部分医疗支出则可由个人通过税收方式转移用来作为政府医疗支出,总额约为 31 411 亿元人民币。在政府医疗保险制度下,以上两部分相加总的医疗保障费用金额为 52 795 亿元人民币。此外,2018 年我国政府财政医疗卫生支出为人均 1 809.09 元人民币,总额约为 25 992 亿元人民币。② 以上三部分相加,便是我国总的医疗卫生投入,为 78 787 亿元人民币。医疗部分总的投入相对于我国对照古巴水平"假想"实行公费医疗制度时总需要的医疗支出 78 560 亿元人民币,是能够完全覆盖的,也便意味着我国有能力在不动用额外资金,只使用已有的医疗卫生费用时,也能够满足公费医疗制度实行的经济条件。

　　实现以上公费医疗财政收支平衡的前提条件是及时改革税收制度,通过调整一般性税收比例或新设立特定税收实现民众缴纳医保费用到附加税收的转变。按照上述设想,新的税收政策保证附加税收总量与政府医疗保险制度时民众缴纳的保费总量保持一致,但区别在于保费是按人头缴纳,而税收则是根据收入等情况缴纳。这种医疗卫生领域"费改税"的推广,在保障我国实行公费医疗制度资金充足的同时,也将通过税收的再分配功能进一步推进社会公平,这也是公费医疗制度在医疗卫生领域之外带给广大民众的额外福利。

---

　　①　2018 年全国基本医疗保障事业发展统计公报[EB/OL].(2019-06-30)[2023-01-04].http://www.nhsa.gov.cn/art/2019/6/30/art_7_1477.html?from=timeline&isappinstalled=0.

　　②　2018 年我国的个人医疗支出 342 美元为世界银行数据库公布的数据,此数据乘以总人数再乘以汇率便得到 31 411 亿元人民币。2018 年我国政府财政医疗卫生支出人均 1 809.09 元人民币为世界银行数据库公布的数据,此数据乘以总人数便得到 25 992 亿元人民币。

通过以上数据对比可知,与公费医疗制度相比,政府医疗保险制度总的医疗费用投入(包含医保基金、个人支付、政府财政三部分构成)与更高水平的公费医疗制度总的医疗费用投入相差不多,只要能完成医保基金和个人支付通过特定税收向政府财政的转换,目前的医疗费用投入能够完全覆盖实行公费医疗制度的经费需求,此时在国家财政层面便具有充分实行公费医疗制度的可行性。也就是说,只要能够在政策层面完成政府医疗保险制度到公费医疗制度的转换,我国并不会因为公费医疗制度的实行而有额外的经济压力。值得注意的是,这里只讨论了公费医疗制度稳定实行时的运行成本,在两种医疗保障制度的切换过程中,包括医保缴费和个人支付向财政税收转移的过程中,势必也要产生额外费用,这部分内容涉及机构转变、系统转移等多个方面,计算更为复杂,在此不做这些部分费用的讨论。最后,这里讨论的是国家社会的整体经济状况,除此之外涉及的地方经济发展水平不同、中央财政与地方财政协调等问题,不在本部分讨论范围之内。

4.3.4 医疗资源基础:医疗设施和医疗队伍

4.3.4.1 我国的医疗资源现状

本部分通过对我国医疗设施数量(例如医院数量、床位数量等)、医疗队伍数量的介绍,对我国的医疗资源有一个大致了解。根据《中国卫生健康统计年鉴(2018)》数据,我国的医疗机构(医院、基层医疗卫生机构、专业公共卫生机构)数量、医疗机构床位数量见表4-6至表4-13。

表4-6 我国医院数量统计

单位:个

年份	公立医院	非公立医院	联营医院	私营医院
2013	13 396	11 313	146	8 471
2014	13 314	12 546	143	9 439
2015	13069	14 518	147	10 934
2016	12 708	16 432	168	12 409
2017	12 997	18 759	171	14 095

注:1. 表4-6至表4-13中的"联营"和"私营"从属于"非公立"。

2. 表4-9和表4-13中的联营医疗机构是联营医院、联营基层医疗卫生机构、联营专业公共卫生机构的统称;私营医疗机构是私营医院、私营基层医疗卫生机构、私营专业公共卫生机构的统称。

表 4-7 我国基层医疗卫生机构数量统计　　　　单位:个

年份	公立基层医疗卫生机构	非公立基层医疗卫生机构	联营基层医疗卫生机构	私营基层医疗卫生机构
2013	487 802	427 566	21 815	351 907
2014	491 885	425 450	21 794	350 392
2015	495 986	424 784	20 832	351 066
2016	502 619	423 899	19 119	354 305
2017	505 247	427 777	17 882	359 342

表 4-8 我国专业公共卫生机构数量统计　　　　单位:个

年份	公立专业公共卫生机构	非公立专业公共卫生机构	联营专业公共卫生机构	私营专业公共卫生机构
2013	30 824	331	5	27
2014	34 382	647	4	28
2015	31 582	345	0	37
2016	24 568	298	5	44
2017	19 633	263	4	51

表 4-9 我国各医疗机构数量总计　　　　单位:个

年份	公立医疗机构	非公立医疗机构	联营医疗机构	私营医疗机构
2013	532 022	439 210	21 966	360 405
2014	539 581	438 643	21 941	359 859
2015	540 637	439 647	20 979	362 037
2016	539 895	440 629	19 292	366 758
2017	537 877	446 799	18 057	373 488

表 4-10　我国医院床位数量统计　　　　　　　　　　　　单位：张

年份	公立医院	非公立医院	联营医院	私营医院
2013	3 865 385	713 216	12 360	471 662
2014	4 125 715	835 446	12 878	557 608
2015	4 296 401	1 034 179	12 963	682 327
2016	4 455 238	1 233 637	16 031	814 517
2017	4 631 146	1 489 338	15 704	967 410

表 4-11　我国基层医疗卫生机构床位数量统计　　　　　单位：张

年份	公立基层医疗卫生机构	非公立基层医疗卫生机构	联营基层医疗卫生机构	私营基层医疗卫生机构
2013	1 310 866	39 042	409	28 458
2014	1 342 843	38 354	258	28 467
2015	1 375 150	38 692	290	28 457
2016	1 403 522	38 418	292	27 228
2017	1 487 774	40 754	485	28 869

表 4-12　我国专业公共卫生机构床位数量统计　　　　　单位：张

年份	公立专业公共卫生机构	非公立专业公共卫生机构	联营专业公共卫生机构	私营专业公共卫生机构
2013	213 590	1 280	0	570
2014	221 675	1 358	0	630
2015	234 965	1 377	0	940
2016	244 680	2 548	0	1 174
2017	259 174	3 396	0	1 545

表 4-13　我国各医疗机构床位数量总计

单位:张

年份	公立 医疗机构	非公立 医疗机构	联营 医疗机构	私营 医疗机构
2013	5 389 841	753 538	12 769	500 690
2014	5 690 233	875 158	13 136	586 705
2015	5 906 516	1 074 248	13 253	711 724
2016	6 103 440	1 274 603	16 323	842 919
2017	6 378 094	1 533 488	16 189	997 824

　　通过以上数据可知,2017 年相对于其他实行公费医疗制度的代表性国家,我国在医院机构床位数方面(每千人 4.6 个床位[①])虽与古巴(每千人 5.3 个床位)有一定差距,但远好于其他实行公费医疗制度的国家,我国在床位数方面可以达到实行公费医疗制度的要求。中国与实行公费医疗制度的代表性国家每千人床位数变化比较趋势,见图 4-11。存在的主要问题是每千人医生数量和每千人护士数量与实行公费医疗制度的代表性国家有明显差距。我国的医生数量提升 1 倍、护士数量提升 2 倍,才可达到实行公费医疗制度的代表性国家的平均水平。中国与实行公费医疗制度的代表性国家每千人医生数量变化比较趋势,见图 4-12。中国与实行公费医疗制度的代表性国家每千人护士数量变化比较趋势,见图 4-13。综合分析这种医护工作者欠缺的原因,既与当前的医保政策相关,也有具体的历史因素。

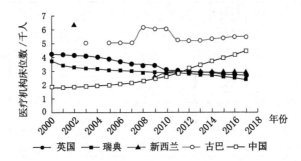

图 4-11　中国与实行公费医疗制度的代表性国家每千人床位数变化比较趋势图

---

　　①　我国人口总数按 14 亿计算。

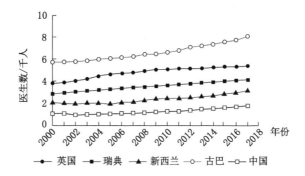

图 4-12　中国与实行公费医疗制度的代表性国家每千人医生数量变化比较趋势图

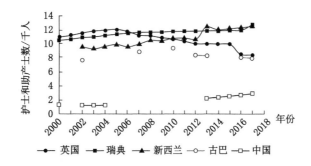

图 4-13　中国与实行公费医疗制度的代表性国家每千人护士数量变化比较趋势图

1. 三级诊疗体系的欠缺导致了巨大的家庭医生缺口

我国的三级诊疗体系尚不完善,虽然二级诊疗和三级诊疗普遍有了较大发展,但是初级诊疗缺口较大,基层医疗机构严重欠缺,家庭医生的普及程度较低,家庭医生队伍的缺口较大。按照古巴、英国等国家每位家庭医生负责 120 个家庭计算(根据我国第七次全国人口普查统计数据,每个家庭平均人数为 2.62 人),则每千人约需要 3.2 个医生。如果将这 3.2 个家庭医生计算在内,我国的医生数量则为 5.2 人,已达到实行公费医疗制度的代表性国家的平均水平。这说明,我国医护人员数量较低的主要原因是家庭医生队伍的缺口,不过这种欠缺会随着三级诊疗体系的完善而进行弥补。

2. 现行的分配体系导致医疗结构之间的不平衡性

一方面,全国各地域的发展不平衡导致医护待遇存在显著差异,发达地区的医护招聘竞争激烈,而欠发达地区则面临着无法招聘到合适医护人员的问题;另一方面,大多数医学人才希望去大型医院等医疗机构工作,而规模较小的医院以及基层诊疗机构则鲜有人求职。这种情况的不断发展容易出现马太效应,导致医疗资源的不平衡性愈发严重。这种不平衡性背后的重要原因是医疗系统区域性较强以及三级诊疗体系待遇差距较大。实行公费医疗制度有利于进行医护待遇的全国统筹,并建立更好的基层机构医护待遇体系,这将有助于从根本上消除医疗资源的不平衡性,使医护队伍能够得到更充分的利用,医护队伍在公费医疗的大背景下便可能得到快速而平衡的增长。

3. 医学学科的培养规模导致了医生培养受限

当前的医生多数由高等学校培养,选拔标准普遍较高,培养年限较长,这导致培养规模有限。此外,医生培养路径较为单一,缺乏如赤脚医生等快速培养和实践的渠道,导致医生队伍规模无法取得突破式的发展。目前医学学科的培养模式和培养规模是与当前政府医疗保险制度以及诊疗体系特点相对应的,如果实行公费医疗制度并且建立了完善的三级诊疗体系,医学人才的培养方式也将有相应的创新,继而医学学科的培养规模也将扩大。

4.3.4.2 我国公费医疗制度医疗资源缺乏的应对措施

综合以上分析可知,我国医护人员数量与公费医疗国家虽有差距,但这个差距不是无法弥补的。实行公费医疗制度应采取以下三项措施。

1. 加大教育资源倾斜力度

医生数量的增加离不开医学教育的支持,加大医学教育资源倾斜力度,通过教育先行吸引、培养一批优秀的医学人才,对于我国医疗队伍建设具有重要意义。在培养数量方面,通过扩充医学学科建设高校、支持医学专科学校建设等,扩大医学学科学生的招录数量,保证医学学科学生数量按照每年10%的比例增长,并通过医学学校迅速培养一大批全科医生队伍;在培养质量方面,重视初级保健及家庭医生的重要作用,着重培养家庭医生队伍,学习古巴等国家的培养经验,结合我国赤脚医生的培养等历史经验,探索一条快速培养家庭医生的畅通渠道。同时,建立家庭医生—专科医生的进阶培养模式,并为家庭医生提供充足的课程实践与导师指导,帮助他们能够快速掌握必备的医学技能,成为全科的医学人才。

2. 提高医疗队伍待遇水平

提高医生、护士等的待遇水平,可以吸引更多的有志青年加入医疗队伍行列。国外医生群体的平均收入为各行业平均收入的 2 倍以上,有学者调研了 6 个代表性欧洲国家的医护群体,这些医护群体的平均年收入在 10 万～19 万欧元(1 欧元≈7.848 2 人民币)。[①] 反观我国的医护群体,国家统计局公布的数据显示,2019 年,我国医护群体平均年收入为 108 903 元人民币,是各行业平均年收入(90 501 元人民币)的 1.2 倍。[②] 相对其他国家而言,无论是绝对年收入数值,还是与各行业平均值的比较,我国都处于较低的水平。保障医疗队伍的生活水平,使他们没有后顾之忧,有助于医护人员工作效率的提升。

3. 提升医疗资金利用效率

进一步加强资金使用监管,针对药品采购、收入检查、医院收支等环节进行全流程监管,最大限度减少医疗资源浪费,真正实现将医疗资金用到实处,用到最关键的地方,使有限的医疗资金尽可能多地用到最紧缺、最需要的环节。提升医疗资金利用效率,在医护工资等方面做好保障,尤其是保障好大幅扩充家庭医生数量之后的薪资待遇,避免出现资金紧张的情况。在医学教育方面,加大办学投入,并为家庭医生的实践、实习等环节提供充足的财政支持,推动尽快建立一支数量多、质量高、普及广的家庭医生队伍。在医疗设施费用方面,建立科学的规划体系,提升资金利用效率,促进医疗设施的进一步完善。

4.3.5　价值观基础:社会主义核心价值观

习近平总书记指出,"任何一个社会都存在多种多样的价值观念和价值取向,要把全社会意志和力量凝聚起来,必须有一套与经济基础和政治制度相适应、并能形成广泛社会共识的核心价值观。否则,一个民族就没有赖以

---

①　KOK L,BOYLE S,LAMMERS M, et al. Remuneration of medical specialists. Drivers of the differences between six European countries[J]. Health policy,2015,119(9):1188-1196.

②　2019 年城镇非私营单位就业人员年平均工资 90 501 元[EB/OL]. (2020-05-15)[2023-01-15]. https://www.stats.gov.cn/xxgk/sjfb/zxfb2020/202005/t20200515_1767714.html.

维系的精神纽带,一个国家就没有共同的思想道德基础。"①社会主义核心价值观是中华民族的精神纽带和思想道德基础,是社会主义意识形态的精神内核,凝聚着中国人民的价值追求、精神期盼与文化渴望。任何一项改革举措,只有与社会主义核心价值观形成高度的内在契合,才能在中国大地上生根发芽,才能得到广泛的群众响应,获得坚定的社会支持,取得重要的实践进展。公费医疗制度作为中国医疗体制改革的可能方向,符合社会主义核心价值观的基本理念。社会主义核心价值观为建立公费医疗制度体系,奠定了坚实的思想文化基础。

4.3.5.1 民主:公费医疗理念的精神内核

公费医疗制度的核心理念是公费保障人民最基本的医疗卫生需要。在客观上,这种医疗卫生体系能够保障广大人民群众的生存权和发展权。西方资本主义文化与公费医疗制度背后的文化追求实际是背道而驰的。就文化层面而言,西方世界自由、平等掩盖下的,实际上是对剥削和压迫的颂扬,对财富和权力的追求,对资本和货币的崇拜。在《共产党宣言》中,马克思指出,资产阶级"把宗教虔诚、骑士热忱、小市民伤感这些情感的神圣发作,淹没在利己主义打算的冰水之中。它把人的尊严变成了交换价值,用一种没有良心的贸易自由代替了无数特许的和自力挣得的自由。总而言之,它用公开的、无耻的、直接的、露骨的剥削代替了由宗教幻想和政治幻想掩盖着的剥削。"②人民群众的利益从来就不是西方资本主义国家存在和发展的根本目的。公费医疗制度在西方国家仅仅具有手段性意义,充当工具性作用,扮演附属性角色,与国家存在和发展的根本目的实际上是根本对立的。

中国特色社会主义社会坚持人民当家作主,切实保障和维护广大群众的生存权和发展权。社会主义核心价值观中的民主,并非西方国家意义上的"选票政治",并非资本主义国家的法权观念,而是指人民当家作主,人民在事实上成为国家的主人。在这种观念指导下,人民的存在与发展,不再如西方国家一般仅仅是维护阶级统治的工具,而是国家存在与发展的目的和

---

① 中共中央文献研究室.习近平关于社会主义文化建设论述摘编[M].北京:中央文献出版社,2017:106.

② 中共中央马克思恩格斯列宁斯大林著作编译局.马克思恩格斯文集:第二卷[M].北京:人民出版社,2009:34.

根据。习近平总书记深刻指出,我们党领导人民全面建设小康社会、进行改革开放和社会主义现代化建设的根本目的,就是要通过发展社会生产力,不断提高人民物质文化生活水平,促进人的全面发展。检验我们一切工作的成效,最终都要看人民是否真正得到了实惠,人民生活是否真正得到了改善,这是坚持立党为公、执政为民的本质要求,是党和人民事业不断发展的重要保证①。习近平总书记的这段话,深刻阐释了人民是中国特色社会主义事业依靠的力量,增进人民福祉,保障人民利益是党和国家事业追求的目的和前进的方向。新中国成立以来,捍卫人民的历史主体地位、保障人民当家作主的文化观念早已深入人心,并渗透在社会生产生活领域的方方面面。

公费医疗制度背后的基本理念与中国社会的价值追求相得益彰。应该说,公费医疗制度的深层价值追求与中国特色社会主义社会强调和保障的人民主体地位一脉相承。对于中国社会价值观而言,公费医疗制度及其背后的精神文化理念,不再仅仅是手段和工具,而是目的本身,是彰显人民主体地位的重要途径。对于公费医疗制度而言,社会主义核心价值观倡导的人民当家作主,其实为公费医疗制度的建立和健全扫清了思想障碍,公费医疗制度在中国的发展将比在西方国家的发展更有活力。

4.3.5.2　平等:公费医疗理念的具体表现

西方资产阶级国家强调的平等观念,在历史上起到过积极作用。启蒙运动以来,西方思想家普遍强调"天赋人权""人人生而平等"等价值观念。在一定的历史条件下,这种观念存在着进步性。在中世纪,地主阶级统治着整个社会,阻碍着资产阶级的发展,资本主义生产方式得不到发展。随着社会生产力的不断提高,既有的生产方式越来越难以适应生产力的进步,于是,波澜壮阔的资产阶级革命随之发生,封建统治的权威被挑战。资本主义国家建立以后,在法律层面肯定了人生而平等的历史地位,以国家的意志否定了地主阶级的意识形态,把平等的理念确立起来,维护了启蒙运动的有益精神成果,有效防止了封建文化的思想复辟和卷土重来。

西方资产阶级国家的平等观念并没有完全彻底地满足公费医疗制度的发展需要。公费医疗制度的特点是在基本的医疗保障领域,实现对全体公

---

① 习近平.全面贯彻落实党的十八大精神要突出抓好六个方面工作[J].求是,2013(1):3-7.

民的平等覆盖。这意味着,不论种族、不论肤色、不论地位、不论职业,只要属于这个国家的公民,就应该被这个国家的公费医疗制度覆盖。很明显,这体现出了公费医疗制度背后蕴含着的平等理念。西方资产阶级国家建立以后,几乎都把平等精神视为本国法律所要维护和实现的重要原则,也几乎都通过复杂的政治制度设计,试图满足平等原则得以实现的基本需要。一时间,人人平等的乌托邦世界似乎在现实中得到了确立和巩固。但是实际上,西方资本主义国家奠基于资本主义私有制之上,以剥削和压迫为基础。平等这种价值关怀在这些国家的现实中根本无法实现,社会上存在着分裂与对立、贫穷与富有、统治者与被统治者,平等仅仅作为一种抽象而不切实际的意识形态,漂浮于社会存在之上,迷惑着劳动者的思想认知。公费医疗制度在西方资本主义国家的实践,一方面有着相应的平等理念作为价值支撑,另一方面却在客观上维护着不平等的经济和政治体系。所以,以平等观念为视角时,不难发现,公费医疗制度在西方的存在和发展虽然存在一定的历史渊源和价值观基础,但是势必难以长久存在。

社会主义核心价值观秉持的平等原则,为公费医疗制度的发展提供了肥沃的文化土壤。进入新时代以后,人民生活需求呈现出多样化、全面性的特点。这种全面性表现在人民对于美好生活的需要越来越广泛,对于民主、法治、公平、正义等方面的要求也越来越高。21世纪以来,中国人民生活水平得到明显提升后,对于生活的需求已经不再是温饱和小康,而是转向追求更加美好的生活,"人民日益增长的美好生活需要"充分表达了进入新时代人民群众对更好的发展有了多元化的诉求,更好的政治、经济、文化、社会、生态等都是美好生活的有机组成部分。随着时代的发展,人民群众的需求已不再局限于某一层面或某一领域。当然,无论人民群众的需求变得如何复杂,背后都反映着对平等原则的执着追求。"民主、法治、公平、正义"实际上都以公民在经济和政治层面的平等为前提。中国社会在实现经济社会高质量发展的同时,迫切需要满足人民群众在经济、政治、文化、社会、生态领域对平等参与社会治理与平等享有社会发展成果的渴望。从这个意义上说,相比于公费医疗制度的改革实践,广大中国人民对公费医疗制度的理念接受程度实际上要更深,对公费医疗制度的改革实践抱有极大的心理期盼。更重要的是,在中国特色社会主义社会的背景下,公费医疗制度的平等理念与社会经济制度背后的价值导向不是相互违背的,而是同向同行的,二者能够形成强大的历史合力,为中国社会的深入发展创造出更强大的生机和活力。

4.3.5.3　敬业:公费医疗理念的必然要求

公费医疗制度并不是要对国家全体公民任何层次的医疗需要都无条件的满足,而是在满足基本医疗需要的基础上,积极引导支持市场在其他层次的社会医疗资源配置中发挥积极作用。因此,公费医疗制度不是"养懒汉"的社会医疗模式,而是在满足人民基本物质和精神需求的基础上,鼓励广大人民积极投身社会生产,充分调动主观能动性,真正做到爱岗敬业,为国家和民族的发展添砖加瓦。

西方资本主义国家十分强调建立社会分工体系的重要意义,同时也十分鼓励劳动者把更多的时间用在工作中,但是这种价值理念并不能真正与公费医疗制度鼓励的爱岗敬业精神真正融合。众所周知,马克思十分清楚地把工人为资本家付出劳动的实践区分为必要劳动时间和剩余劳动时间。工人在必要劳动时间里创造的价值,实际上等于资本家支付给工人工资包含的价值。剩余劳动时间是在必要劳动时间之外,工人为资本家创造剩余价值的时间,工人在这部分时间里创造的价值,实际上是工人无偿贡献给资本家的。资本家要想获得更多的剩余价值,赚取更多的利润,必须使工人的剩余劳动时间更长。只有这样,属于资本家获取的利润才会更多。在资本主义价值观念中,敬业的观念实际上是资产阶级炮制出来的意识形态。劳动者以为,只要更加敬业,把更多的时间放在劳动上,就可以赚取更多的工资,但是实际上,这仅仅是为资本家创造了更多的利润。也正因如此,资本主义社会才十分重视敬业,因为这是扩大资本家实际利润的有效方式之一。公费医疗制度在西方国家之所以能够得到一定程度的发展,很重要的一个原因在于,广大劳动者并没有因为公费医疗制度的存在,就放弃为资本家工作,这客观上创造出更多的社会医疗资源,为公费医疗制度的实现提供了重要保障。不过,应当指出的是,劳动者的敬业恰恰助长了资本家的懒惰和贪婪,这与公费医疗制度鼓励的爱岗敬业精神,根本上是冲突和对立的。

社会主义核心价值观强调爱岗敬业,这为公费医疗制度的深入发展、为社会医疗资源的不断丰富提供了精神保障。新时代背景下,人民对于美好生活的需求是强烈的、全面的、高品质的。人的自由而全面的发展是马克思主义所追求的价值目标。马克思主义所追求的是人的自由而全面的发展，其内涵十分丰富。从个人角度讲，应是人的个性、爱好、追求、能力和知识的协调统一；从人与社会的关系角度讲，应是人与社会文明的共同进步，社会要为人的发展提供强有力的保障，例如保障人的政治、经济、文化、生存、教育等所有权益的充分实现；从人与自然的关系角度讲，应是人、社会与自然的高度和谐统一。由此而言，人民对美好生活的向往和追求，是多层面的、立体的，反映了人的自然素质、社会素质和精神素质的共同提高，这不仅包括物质生活需要中客观的"硬条件"，也包括满足幸福感、获得感等主观因素的"软条件"。所以很明显，要想真正实现美好生活，必须充分调动人民的积极性，鼓励人民积极参与社会分工，充分发挥和发展自身才能。只有这样，人民才能在劳动与收获中，得到幸福感、获得感与满足感，切实提升自身的能力素质，在为社会的贡献中实现自我的全面发展。与资本主义国家不同，中国是工人阶级领导的社会主义国家，人民是国家的主人，相对富裕或相对贫困的人，都是劳动者，都是社会主义事业的建设者。因此，公费医疗制度立足并服务的社会，能够为公费医疗制度不断注入新动力与新活力。

4.4 本章小结

首先，针对两种主要的医疗保障制度——公费医疗制度与政府医疗保险制度，围绕绩效、经济、公平、政治等方面进行分析，进而对这两种医疗保障制度进行比较。基于绩效评价体系研究，从医疗结果、护理情况、行政效率等三个方面对不同医疗保障制度的典型国家的医疗绩效进行评估，通过三个维度的量化评估，得出公费医疗制度较政府医疗保险制度有明显优势。其次，通过对医疗花费的影响机理以及运行机制的分析，得到公费医疗制度成本更低的结论，并通过查找分析主要国家医疗花费数据，解释了公费医疗制度相对于其他医疗制度花费成本更低的原因，公费医疗制度在预防方面投入较多，但长远来看可节省更多资金。一方面对比不同地区间、不同类型居民之间的医疗待遇差距，通过各项数据（例如报销比例、投入金额等）说明政府医疗保险制度存在的不公平情况，另一方面从公费医疗制度的设立初衷、运行机制等方面得到公费医疗制度在社会公平方面的对比优势。最后，举例说明不同医疗卫生体系国家的医疗保障制度对国家的影响，上升到社会主义层面,公费医疗制度将与社会主义的认同感联系起来,从内政外交等方面说明了建立公费医疗制度的正向作用。结合上述内容,本章从公费医疗制度的历史沿革和做法层面介绍了实行公费医疗制度的代表性国家——英国和古巴的经验,在说明该制度优越性的同时,也介绍了两国的经验做法。

基于对公费医疗制度的优越性分析,本章进一步研究了我国实行公费医疗制度的可行性,从政治、经济、医疗资源和价值观等方面探究我国是否有条件、有能力实行公费医疗制度,通过量化方法对标国际类似的实行公费医疗制度的国家,从可行性角度得出我国适合实行公费医疗制度的结论。根据本章分析可以看出,我国在政治、经济、医疗资源和价值观等方面,已经达到或将要达到公费医疗制度的要求,具有实行公费医疗制度的可行性。

在政治方面,我国作为人民民主专政的社会主义国家,中国共产党始终代表中国最广大人民的根本利益,实行公费医疗制度具有与生俱来的充分可行性。我国的阶级分布也表明实行公费医疗制度有利于破除各方利益集团阻碍,不会遇到资本主义国家普遍存在的利益集团博弈问题,我国正在实行的健康中国战略也将为实行公费医疗制度提供更充足的保障。

在经济方面,对我国的 GDP、财政收入、医疗支出数据等进行统计分析,并与其他实行公费医疗制度国家的医疗支出数据进行对比,从国家财政层面、社会医疗花费层面、个人支出层面对我国实行公费医疗制度的可行性进行分析,并针对我国总的医疗投入进行量化分析。对照同为社会主义国家、人均 GDP 类似的发展中国家古巴,"假想"了实行公费医疗制度时我国总的医疗投入,得到与实行公费医疗制度时我国的总医疗投入与当前相比没有太大变化的结论。我国目前的医疗投入能完全覆盖公费医疗制度所需的经济支持,在经济方面消除了对实行公费医疗制度的顾虑。

在医疗资源方面,通过近些年发展,我国的医疗设施和医疗队伍建设都有了长足的进步,但是与世界各个代表性公费医疗制度国家相比,还是具有比较大的差距,尤其是在医生护士数量方面。通过进一步分析可知,这些差距主要是因我国三级诊疗体系不健全所带来的家庭医生欠缺问题。但是这个问题是可以弥补且会随着医疗制度改革消除的,本章也针对这方面内容提供了若干具体措施,有助于我国在医疗资源方面尽快达到相应水平。

在价值观方面,通过中西国家的价值观对比可知,社会主义核心价值观强调的民主、平等、爱岗、敬业等价值原则,与公费医疗制度存在着更深层次的价值契合。可以说,相比于西方,中国更拥有建立健全公费医疗保障体系的文化沃土和思想源泉。民主体现了国家的阶级属性,规定了医疗体系的基本性质和发展方向;平等是民主的重要实现方式,直接决定着医疗体系的现实覆盖范围;敬业是医疗资源不断充盈、医疗体系不断健全的重要保障。社会主义核心价值观里的诸多价值规定都与公费医疗制度背后的价值追求和人本关怀相契合。

综上所述,我国实行公费医疗制度在政治、经济、医疗资源、价值观等方面均具有可行性。公费医疗制度在我国现行的社会发展水平下是行得通的,不会对政府和人民群众造成额外压力,也不会对社会发展的其他方面产生负面影响。

Chapter 5

第 5 章

中国公费医疗制度的实现路径

医疗卫生事业的发展要始终坚持把为人民健康服务放在首位,实现公费医疗制度应当坚持党的领导,发挥中国特色社会主义制度优势;建立商业医保并存模式,规范和引导资本健康发展;持续推进公立医院改革,优化分级诊疗制度;注重医学人才培养,储备医学领域后备力量;提高基层医护人员待遇,完善医护人员激励机制;调整税收政策,解决医疗支付问题。

　　通过第四章的研究,可知当前我国实行公费医疗制度在政治、经济、医疗资源和价值观等方面都具有可行性,实行公费医疗制度在我国是可行的。本章的研究重点是如何实现公费医疗,即研究我国公费医疗制度的实现路径。实际上,我国过去几十年医疗卫生思想的发展,已经为公费医疗制度的实现路径奠定了基础、指明了方向。党的十九大报告指出,当前我们面临的困难和挑战主要来自民生领域(例如教育、医疗、养老等)短板以及意识形态领域斗争复杂等方面。基于对我国医疗卫生领域的产业化、私有化分析表明,在市场面前,不能任由医疗产业过度发展,必须有计划、有节制地管控资本,预防医疗卫生领域的过度自由化、市场化、私有化,要规范市场,积极发挥政府职能,引导市场经济沿着社会主义道路稳步前进。新中国成立后,我国先后颁布的《共同纲领》《中华人民共和国宪法》《一九五六年到一九六七年全国农业发展纲要(草案)》等文件中,以及在各届卫生工作会议上,都提出要发展人民的医药卫生事业,保护人民的健康。毛泽东通过制定新中国卫生工作方针、号召开展爱国卫生运动等实践丰富了毛泽东思想,明确了人民卫生观的核心是为人民健康服务,为社会主义建设服务。① 习近平总书记在 2016 年全国卫生与健康大会上指出,"健康是促进人的全面发展的必然要求,是经济社会发展的基础条件,是民族昌盛和国家富强的重要标志,也是广大人民群众的共同追求。"②《"健康中国 2030"规划纲要》论述了中国在医疗制度、资金筹备、费用管理等方面面临的问题并试图找寻解决办法。③党的十九届四中全会提出,要强化提高人民健康水平的制度保障。综上,医疗卫生事业的发展始终要坚持把为人民健康服务放在首位。本章从制度优势、资本引导、公立医院改革、医学人才培养、税收政策调整等方面,为实现我国公费医疗制度改革提出以下路径建议。

5.1　坚持党的领导,发挥中国特色社会主义制度优势

　　我国是工人阶级领导的、以工农联盟为基础的人民民主专政的社会主

---

①　孙隆椿.毛泽东卫生思想研究论丛:上[M].北京:人民卫生出版社,1998:53-54.
②　习近平.习近平谈治国理政:第二卷[M].北京:外文出版社,2017:370.
③　国家卫生和计划生育委员会.《"健康中国 2030"规划纲要》辅导读本[M].北京:人民卫生出版社,2017.

义国家,人民当家作主是社会主义民主政治的本质特征,国家一切权力属于人民。我国社会主义民主是维护人民根本利益的最广泛、最真实、最管用的民主。在我国,工人阶级的力量是最强大的,中国共产党代表的是最广大人民的根本利益,因此,在医疗保障制度方面,也应充分考虑最广大人民的利益。从运行机制角度来说,我国的医疗保障政策具有举国体制的特征,能够集中力量办大事,这有利于破除改革过程中各方利益集团的阻碍,避免陷入医改泥潭,使得各方利益集团的博弈导致改革无法顺利推进。

5.1.1 坚持以人民为中心在医疗卫生事业中的贯彻与发展

新中国成立后的发展历程说明,在一穷二白、百废待兴的起步阶段,当经济社会没有得到较好发展时,中国共产党就将人民健康当作一项重要的政治任务,将医疗卫生事业的发展摆在了优先位置,解决了一个连发达国家也无法解决的问题①。在我国,中国共产党代表的是最广大人民的根本利益,实行公费医疗制度,就要始终坚持以人民为中心。

习近平总书记在 2013 年指出,"我们要随时随刻倾听人民呼声、回应人民期待,保证人民平等参与、平等发展权利,维护社会公平正义,在学有所教、劳有所得、病有所医、老有所养、住有所居上持续取得新进展……使发展成果更多更公平惠及全体人民,在经济社会不断发展的基础上,朝着共同富裕方向稳步前进。"②很明显,医疗卫生事业关系着整个社会的公平正义,关系着社会主义本质的具体体现方式。医疗卫生事业是整个社会系统建设工程的组成环节,是实现共享经济、共同富裕的重要组成部分。我国的医疗卫生事业必须在党和政府的领导下,才能取得真正意义上的发展和进步,否则就只能是个人利益、集团利益实现的工具和手段。从这个角度来说,公费医疗制度是我国社会主义制度下的最佳选择。人民群众关心的衣食住行都离不开一个健康的体魄。"从群众中来,到群众中去"是党的群众路线的重要组成部分,我国作为一个社会主义国家,更是将人民健康放在优先发展的地位。实施健康中国战略,中国特色社会主义制度将继续发挥制度优势,使医

---

① 李玲.卫生健康 70 年的发展是中国奇迹最亮丽的一部分[N].21 世纪经济报道,2019-09-24(4).

② 中共中央文献研究室.习近平关于全面建成小康社会论述摘编[M].北京:中央文献出版社,2016:131.

疗卫生事业继续向前。只有真正为群众的切身利益着想,切实发挥社会主义制度优势,才能保障我国公费医疗制度的顺利实行。人民是历史的主体,这不仅仅是一个价值判断,也是一个事实判断,因为人民是历史的创造者。坚持以人民为中心不仅是我们推动公费医疗制度改革的价值指向,也是推动公费医疗制度改革的动力支持。坚持以人民为中心的原则能够最大限度地激发人民参与到医疗制度改革的大潮中来。

5.1.2　坚持医疗卫生领域中的公有制主体地位

"中国是一个发展中大国,坚持正确的政治发展道路更是关系根本、关系全局的重大问题。"①习近平总书记在党的十九大报告中强调:"必须坚持和完善中国特色社会主义制度,不断推进国家治理体系和治理能力现代化……构建系统完备、科学规范、运行有效的制度体系,充分发挥我国社会主义制度优越性"②。我国作为社会主义国家,有着中国特色社会主义制度优势,没有利益集团对医疗卫生事业进行干预。在中国共产党的坚强领导下,我国医疗卫生事业的各项改革和发展稳步推进。中国共产党将人民健康当作执政责任,足够的重视程度将保证改革的顺利进行。改革开放以来,我国的医疗卫生事业进行了一系列改革。我国在新医改之后采取了若干措施,医疗卫生领域的过度产业化发展也得到了相应遏制。回顾历史,我国之所以能够在毛泽东同志的号召和领导下建立起被誉为中国农村卫生工作"三大法宝"的农村合作医疗制度、赤脚医生制度、农村三级医疗预防保健网,使农村的医疗卫生状况得到不小的改善,这与当时我国社会的所有制关系(国家所有和集体所有)密不可分,没有这样的所有制基础作为支撑,中国农村卫生工作的"三大法宝"是不可能建立的。马克思对资本世界的一个基本判断是,资本成为发展的推动性力量,资本家和工人,反而成了资本增值的齿轮和工具,人不再是社会的主体,"资本的伟大的历史方面就是创造这种剩余劳动,即从单纯使用价值的观点,从单纯生存的观点来看的多余劳动"③。

---

① 习近平.习近平谈治国理政:第二卷[M].北京:外文出版社,2017:285.

② 习近平.决胜全面建成小康社会 夺取新时代中国特色社会主义伟大胜利:在中国共产党第十九次全国代表大会上的报告[M].北京:人民出版社,2017:21.

③ 中共中央马克思恩格斯列宁著作编译局.马克思恩格斯文集:第八卷[M].北京:人民出版社,2009:69.

这是马克思在《政治经济学批判(1857—1858 年手稿)》中的论述,在这里主语不再是工人或资本家,也不是劳动,而是资本,这不是一句单纯的比喻句,而是非常生动形象地揭示出,资本关系对整个人类社会的统治意义,每个人都被裹挟在资本关系中。我国一直以来都坚持着社会主义制度,这也决定着我国要走公费医疗制度的道路。毛泽东同志认为医疗卫生问题从来不是一个单纯的医学问题,而是一个政治问题。医疗卫生制度的建设必须依靠党和政府领导,必须满足人民的医疗保障需要,才能维护国家的和谐稳定。实行公费医疗制度要求,资金和医疗机构都为国家控制,在国家的统筹领导下实现医疗资源的科学配置,实现城乡间统筹协调,逐步摆脱医疗卫生事业发展不平衡不充分的现状。

5.1.3 坚持社会主义核心价值观的价值引领

人是二重性的存在,是物质与精神的统一体,同样,社会也是二重性的存在,是物质文明与精神文明的统一。正如邓小平所说,"我们要建设的社会主义国家,不但要有高度的物质文明,而且要有高度的精神文明。"①因为,精神文明不仅是物质文明发展的必然产物,也能够引导物质文明前进和发展,为物质文明的不断进步提供强大的精神力量与思想支撑。从这个意义上说,切实推动中国医疗卫生体系深化改革,建立公费医疗制度,必须依赖强大先进的精神文明保驾护航、指引方向。社会主义核心价值观与公费医疗制度的理念有着深层次的文化和精神契合,推动公费医疗制度在中国社会的发展依赖社会主义核心价值观。

社会主义核心价值观是当代中国精神的集中体现,凝结着全体人民共同的价值追求。判定一种价值观念能否具有先进性的根本标准,在于它能否转化成引领并改造现实的精神和物质力量。一种价值观之所以能够转变成这种力量,从而带有一种历史的先进性,归根结底在于它能够洞穿时代的发展趋势,规范人们的实践活动。社会主义核心价值观强调的基本原则和价值理念符合中国社会的发展趋势与人民群众的精神要求,也正因如此,它随之拥有了一种超越性和先进性。培育和践行社会主义核心价值观,能够使人民坚定对实现"富强、民主、文明、和谐,自由、平等、公正、法治,爱国、敬

---

① 邓小平.邓小平文选:第二卷[M].2 版.北京:人民出版社,1994:367.

业、诚信、友善"的强烈愿望。在这样的时代背景下,公费医疗制度作为与社会主义核心价值观有着深度契合的制度,必然能够受到人民的欢迎,得到人民的支持。社会主义核心价值观作为一种思想观念,它的实现必然要依靠具体的中介,公费医疗制度恰恰满足了这一需求,能够合乎情理地充当中介这一重要角色。这一方面推动了社会主义核心价值观的现实转化,另一方面也必然使公费医疗制度的建立健全稳步推进。

5.2　建立商业医保并存模式,规范和引导资本健康发展

资本作为社会主义市场经济的重要生产要素,理应也必须在医疗卫生领域起到重要作用。由于医疗卫生领域的特殊性,在社会主义公有制的框架下,医疗卫生领域的主体仍然是公立机构,实行公费医疗制度,与我国的根本政治制度是一致的。但除此之外,公费医疗制度的实行并不意味着没有资本参与,也不意味着"一刀切",更不意味着没有其他形式的医疗保障作为补充。一方面,资本同样可以进入医疗卫生领域,充分发挥资本的积极作用,带来活力,提高效率,满足不同人群对于医疗保障的多样化需求,并作为医疗卫生领域不可缺少的一部分,实现多种、多层次保障制度共存;另一方面,随着习近平新时代中国特色社会主义思想的完善与发展,对于资本与社会主义关系这一理论问题的认识愈加清晰,我国可以做到对资本的规范和引导。

5.2.1　不搞"一刀切",引导资本在医疗卫生领域健康发展

"要历史地、发展地、辩证地认识和把握我国社会存在的各类资本及其作用。"①改革开放 40 多年来,资本对我国的经济社会发展起到了重要作用,在各民生领域也都有资本参与。我国探索形成的社会主义市场经济制度,正是经过现实与实践考验的马克思主义中国化的理论成果。"资本是社会主义市场经济的重要生产要素,在社会主义市场经济条件下规范和引导资本发展,既是一个重大经济问题、也是一个重大政治问题,既是一个重大实

---

① 习近平.习近平在中共中央政治局第三十八次集体学习时强调 依法规范和引导我国资本健康发展 发挥资本作为重要生产要素的积极作用[J].时事报告,2022(5):8-10.

践问题、也是一个重大理论问题,关系坚持社会主义基本经济制度,关系改革开放基本国策,关系高质量发展和共同富裕,关系国家安全和社会稳定。"①一方面,不能完全将资本剔除出医疗卫生领域,另一方面,要通过规范和引导,防止资本在医疗卫生领域占主导地位。医疗卫生领域作为特殊的民生领域,肩负着保障人民群众生命健康的重要任务,这就要求资本在政府的规范、引导下发挥自身积极的作用。借鉴不同实行公费医疗制度代表性国家的经验,建立以公费医疗制度为主、商业医疗保险制度为辅的医保体系,通过商业医疗保险制度解决人民群众更高层次和更方便快捷的医疗保障需求。这一方面能提高保障水平,比如享受更高水平的医生和设备服务,另一方面也能扩大覆盖面、提升便捷程度,比如提供针对医美整形、牙科保健等方面的保障,缩短就医时间等。这样在满足人民群众多样化的医疗卫生保障需求的同时,也能为资本激发经济活力提供空间,并促进资本的带动作用,推动经济社会的进一步发展,使资本继续把"蛋糕"做大,进而不断满足人民群众日益增长的物质文化需求。

引导资本在医疗卫生领域健康发展,使资本推动的商业医疗保险在补充医疗保险等方面利用资本优势进一步发展,能够在满足人民群众多层次医疗卫生服务需要的同时,利用资本的推动力量激发医疗卫生市场的活力,以推动整体效率的提高。另外,将资本引入特定环节、特定人群,例如引入资本改进公立医院收费制度、扩大私立医院覆盖范围、建立有效的患者医院双向选择机制等,使我国的公费医疗制度能够更适应新时代的群众需求和医疗体系改革发展方向。

引导资本在医疗卫生领域健康发展,需要有成熟的理论基础。"在党的百年奋斗历程中,我们坚持马克思主义基本原理,从我国国情和不同时期主要任务出发,不断深化对资本的认识,不断探索规范和引导资本健康发展的方针政策。"②面对当前"百年未有之大变局",更应当深刻认识资本、了解资本,在发展规律、资本特性等方面做更加深入的研究。我国要结合医疗卫生领域的特点,总结提炼出关于医疗卫生领域资本的认识基础,从而有的放矢地进行资本引导与资本治理,使资本能够在摒弃自身缺陷的同时,更好地为

---

① 习近平. 习近平在中共中央政治局第三十八次集体学习时强调 依法规范和引导我国资本健康发展 发挥资本作为重要生产要素的积极作用[J]. 时事报告,2022(5):8-10.

② 同①.

人民群众的医疗卫生事业服务,建立更加开放、更加高效、更加多样化的医疗卫生体系。首先是划分资本在医疗卫生领域的作用边界,限定资本可以进行发展应用的范围,主张资本在范围内享有有限自由,例如在公费医疗制度之外建立商业医疗保险制度作为辅助制度等;其次是充分利用资本的激励作用,引入市场机制推进医疗卫生领域的效率提升,包括但不限于在人员考核、机构评价等方面,通过市场机制进行医疗资源的最优分配;最后是要正确认识资本的利益分配问题,坚持按劳分配为主,多种分配方式并存,注重保障资本良好的发展态势,引导资本在医疗卫生领域有序发展。

5.2.2　为资本设置"红绿灯",防止资本在医疗卫生领域无序扩张

"我们要探索如何在社会主义市场经济条件下发挥资本的积极作用,同时有效控制资本的消极作用。近年来,由于认识不足、监管缺位,我国一些领域出现资本无序扩张,肆意操纵,牟取暴利。"[1]习近平总书记非常客观、辩证地提出了资本的两面性。医疗卫生作为基本民生领域,关系着人民群众的身体健康,但同时患者和医疗机构之间的信息不对称又为资本逐利提供了多种可能性。

防止资本在医疗卫生领域无序扩张,首先,要从根本上进行法治建设,建立针对医疗卫生产业资本的契约意识,明确资本职责,同时针对资本容易产生的无序扩张情况,在反垄断、反不正当竞争等方面进行相应法律条文的修订,从法律上堵住资本在医疗卫生领域无序扩张的漏洞。其次,建立完善的监督机制,完善市场准入制度、提升准入的科学性,坚决打击依托政府权力进行的逐利行为,精准把握资本的特点与发展趋势,增强治理的敏感度,保持对系统风险的警惕意识。在医疗卫生领域,政府形成有效的监督体系,将资本在医疗机构的行动都放在阳光下,有效防止资本的无序扩张。最后,加强非公有制经济人士的沟通教育工作,组织此类人群在习近平新时代中国特色社会主义思想的框架下进行理论学习,进一步增强对资本、医疗卫生领域的认识水平,帮助非公有制经济人士健康成长,从上至下做好资本的引导工作。另外,防止资本在医疗卫生领域无序扩张,也要吸取别国的教训。在医疗卫生领域,若不对资本加以引导,任由其无序发展,此部分的利益集

---

① 习近平.习近平著作选读:第二卷[M].北京:人民出版社,2023:576.

团只会更加强大,从而形成利益链条,产生的"医疗产业综合体"将会制定游戏规则,重新定义医疗保健目标,使人们掉入资本陷阱和消费主义圈套。除此之外,"医疗产业综合体"还会鼓励人们在无用的干预措施上花费越来越多的资金,而不是通过预防医学等性价比更高、健康效果更好的正确方法。综合来看,必须防止资本在医疗卫生领域无序扩张,通过推动法治建设、建立监督机制、加强沟通教育等措施,严格设置资本"红绿灯",让资本在有限范围内按照有限规则在监督下依法发展。只有这样,才能保证我国医疗保障制度改革的积极推进与公费医疗制度的成功落实。

5.3 持续推进公立医院改革,优化分级诊疗制度

公费医疗制度的实行离不开强大而有效的公立医院体系,为实行公费医疗制度,应持续推进公立医院改革。"要坚持正确的卫生与健康工作方针,以基层为重点,以改革创新为动力,预防为主,中西医并重,将健康融入所有政策,人民共建共享。要坚持基本医疗卫生事业的公益性,不断完善制度、扩展服务、提高质量,让广大人民群众享有公平可及、系统连续的预防、治疗、康复、健康促进等健康服务。要坚持提高医疗卫生服务质量和水平,让全体人民公平获得"[①]。应在此基础上优化医疗资源配置,建立完善的三级诊疗体系,从医疗机构角度解决群众看病难、看病贵问题。

5.3.1 着重推动基层医疗机构建设

中国共产党的宗旨是全心全意为人民服务,在医疗卫生领域,为人民健康服务就是为人民服务。毛泽东在"六·二六"指示中强调要把医疗卫生的重点放到农村去,这是因为革命需要依靠群众,革命的胜利离不开群众的支持,革命的宗旨是全心全意为人民服务。新中国成立之初,我国的医疗卫生事业基础在农村地区总体上相对于城市地区更为薄弱。相较于农村地区,城镇医疗卫生中的浪费、腐败现象存在,由于卫生部领导长期把人力、物力、财力主要用在城市,以致农村缺医少药的问题未能很好地解决。据 1964 年

---

① 习近平.习近平谈治国理政:第二卷[M].北京:外文出版社,2017:371.

的统计:在卫生技术人员分布上,高级卫生技术人员 69％在城市,31％在农村①。毛泽东认为农村医疗面临的困境是卫生部工作存在的问题,现今医疗所遇到的问题是城乡之间的医疗卫生资源投入极其不协调导致的。农民在我国占绝大多数,在革命期间的农村包围城市战略中更体现出农村的重要性。受当时医疗条件的制约,我国因地制宜发展了赤脚医生制度与农村合作医疗制度,将医疗治疗的重点转化为以预防为主。现今,我国已经拥有了庞大的医疗卫生机构,但依然存在看病难、医患关系紧张等问题。截至 2019年 2 月底,全国医疗卫生机构数达 99.9 万个,医院 3.3 万个(其中公立医院1.2 万个,民营医院 2.1 万个),基层医疗卫生机构 94.5 万个,专业公共卫生机构 1.8 万个,其他机构 0.3 万个。② 2019 年 1—2 月,居民在公立医院的诊疗为 4.7 亿人次,同比提高 2.1％;在民营医院的诊疗为 0.8 亿人次,同比提高 9.6％;在基层医疗卫生机构的诊疗为 7.1 亿人次,同比下降0.7％。③通过以上数据可知,居民倾向于在专业性更强的医院就诊,更信任专业性更强的医疗。我们认为患者对医院、医生信任感缺失所导致的医患关系、看病难问题是由于我国基层医疗水平相对薄弱,人民群众缺乏对医院和医生的安全感。患者因病恐慌、就诊集中,必然会滋生"黄牛",出现挂号难、挂号贵等问题。习近平总书记指出,"要坚持正确的卫生与健康工作方针,以基层为重点,以改革创新为动力,预防为主,中西医并重,将健康融入所有政策,人民共建共享。要坚持基本医疗卫生事业的公益性,不断完善制度、扩展服务、提高质量,让广大人民群众享有公平可及、系统连续的预防、治疗、康复、健康促进等健康服务。要坚持提高医疗卫生服务质量和水平,让全体人民公平获得。"④

5.3.2 优化医疗资源配置

关于实施健康中国战略,习近平总书记在党的十九大报告中指出,人民

① 姚力."把医疗卫生工作的重点放到农村去":毛泽东"六·二六"指示的历史考察[J].当代中国史研究,2007,14(3):99-104.

② 2019 年 2 月底全国医疗卫生机构数[EB/OL]. (2019-05-09)[2023-01-04]. http://www. nhc. gov. cn/mohwsbwstjxxzx/s7967/201905/8d24b2f0e14a428cb8122841079029c2. shtml.

③ 2019 年 1—2 月全国医疗服务情况[EB/OL]. (2019-05-09)[2023-01-04]. http://www. nhc. gov. cn/mohwsbwstjxxzx/s7967/201905/dc18c527da264a50ab6cb570109e6fd5. shtml.

④ 习近平. 习近平谈治国理政:第二卷[M].北京:外文出版社,2017:371.

健康是民族昌盛和国家富强的重要标志。要完善国民健康政策,为人民群众提供全方位全周期健康服务。深化医药卫生体制改革,全面建立中国特色基本医疗卫生制度、医疗保障制度和优质高效的医疗卫生服务体系,健全现代医院管理制度。加强基层医疗卫生服务体系和全科医生队伍建设。坚持预防为主,深入开展爱国卫生运动,倡导健康文明生活方式,预防控制重大疾病。健康中国战略主题是"共建共享、全民健康",核心是以人民健康为中心,坚持以基层为重点,以改革创新为动力,预防为主,中西医并重,把健康融入所有政策,人民共建共享的卫生与健康工作方针,针对生活行为方式、生产生活环境以及医疗卫生服务等健康影响因素,坚持政府主导与调动社会、个人的积极性相结合,推动人人参与、人人尽力、人人享有、落实预防为主,推行健康生活方式,减少疾病发生,强化早诊断、早治疗、早康复,实现全面健康。[1] 根据人民日益增长的医疗卫生需要,我国应健全基础医疗卫生服务,优化三级诊疗体系。

三级诊疗体系包括基层医疗机构(社区诊所和县以下小型医院)—专科医院(市级较大医院)—大型医院(全国性质的大型医院),患者就诊根据初级—二级—三级的顺序进行引导。其中,日常健康工作及首诊由基层医疗机构的家庭医生负责,之后根据患者实际情况进行引导分流。优化初级诊疗,鼓励医护人员进社区(农村)。初级诊疗服务主要来自社区(农村)卫生院,我国应鼓励医学院大学生深入社区(农村)进行医疗服务实践,提高社区(农村)医疗卫生水平。初级医疗服务不仅能够在第一时间为居民诊疗,还可以预防传染性疾病的蔓延。应鼓励医护人员进社区(农村)。与居民生活在相同或相邻社区(农村)可以增强医护人员与居民的相互理解与认同,医护人员不仅是医生也是居民。在初级诊疗体系中,还需要重视加强对疾病的防控。医护人员应定期将区域内居民患病情况进行分析整理,向上级单位汇报,这有利于政府掌握人民健康状况,及时预防及有效应对疾病蔓延,为人民群众的身体健康保驾。初级医疗对于医护人员的要求更全面,因此需要培养大量的全科医生以及专业护理人员。政府应定期对农村及偏远地区的医护人员进行培训,缩小城乡医疗差距。二级诊疗为专科治疗,应对患

---

① 国家卫生和计划生育委员会.《"健康中国 2030"规划纲要》辅导读本［M］.北京:人民卫生出版社,2017.

者进行有针对性的治疗,二级诊疗拥有专业的专科医生和专业的医护人员,可以进行专科手术。通过初级诊疗与二级诊疗的分诊,可以有效缓解三级诊疗医院的就医压力,有效为疑难病及重大病情患者提供服务。

马克思、恩格斯在研究资本主义条件下医药卫生服务的性质时,指出了医药卫生服务的生产性、消费性、商品性、并探讨了社会主义制度下医药卫生服务的福利性。① 马克思在《〈政治经济学批判〉序言》里指出,"这些生产关系的总和构成社会的经济结构,即有法律的和政治的上层建筑竖立其上并有一定的社会意识形式与之相适应的现实基础。物质生活的生产方式制约着整个社会生活、政治生活和精神生活的过程。"②马克思的这段话反映出这样一个深刻的道理:一个社会的经济、政治、文化是紧密联系在一起的,是一个统一的有机系统,人与自然的关系,也涵盖在生产力发展这一基本范畴中,成为社会生活的一部分。所以,人与自然的关系,要从人与人之间的关系去理解和把握。毛泽东继承了这样的社会发展理念,但毛泽东不认为医药卫生服务纯粹是人与自然的关系问题,而是认为它是一个必须基于广大人民群众自身努力才能予以真正克服的社会政治问题。所以,毛泽东对于医疗卫生问题采取的是一种整体性视角,把医疗卫生问题融入生产、法纪、党建等领域中去统筹考量、规划、领导和部署。

习近平总书记强调,"我们将迎难而上,进一步深化医药卫生体制改革,探索医改这一世界性难题的中国式解决办法,着力解决人民群众看病难、看病贵,基本医疗卫生资源均衡配置等问题,致力于实现到二○二○年人人享有基本医疗卫生服务的目标,不断推进全面建设小康社会进程"③。其实对于社会中相对富裕的阶层,看病养老,并不存在过多问题,这里所说的看病难、看病贵,更多指向的是那些相对缺乏生产技能,较难在分工体系中取得充足社会资源的社会边缘群体,具体而言就是部分工人和农民。只有有效控制市场化的程度,在一些涉及国计民生的重要领域,发挥社会主义制度优越性,优化医疗资源配置,才能真正实现"人人享有基本医疗卫生服务"的目

---

① 孙隆椿.毛泽东卫生思想研究论丛:上[M].北京:人民卫生出版社,1998:125.

② 中共中央马克思恩格斯列宁斯大林著作编译局.马克思恩格斯文集:第二卷[M].北京:人民出版社,2009:591.

③ 中共中央文献研究室.习近平关于全面建成小康社会论述摘编[M].北京:中央文献出版社,2016:132.

标,实现从医疗卫生管理模式到医疗卫生治理模式的转变。一是,改善对医疗服务提供者的付费方式,采取预算支付。为有效缓解医患信息不对称造成的医患关系紧张,可以对我国的疾病治疗金额进行统计分析,对不同病例预估一个合理的治疗费用。就医过程中,根据患者的疾病特征向医疗服务提供者支付固定金额的费用,医生为不超过固定金额将会使用高效率低成本的治疗方式,这种方式既可以对医务人员进行激励也可以达到节约医疗经费的目的。[①] 二是,完善电子医疗档案,避免重复检查。初级诊疗体系的优势是能够预防疾病以及及早发现病患并救治,家庭医生与社区卫生院应完善居民的电子医疗档案,在遇到需要二、三级诊疗医院救治时,能够做到患者未到、档案先行,提高医生对病患整体情况的了解,及时给出有针对性的治疗方案,避免不必要的检查流程。

5.4　注重医学人才培养,储备医学领域后备力量

公费医疗制度的有效实施与全面落实,离不开一支数量充足、水平过硬的医护群体队伍,公费医疗制度实施的效率与效果,很大程度上依赖于三级诊疗体系的建设与家庭医生队伍的运转。只有做到家庭医生对民众的全覆盖,才能有效地落实三级诊疗体系,提高财政资金利用效率,缓解大型医院就医压力,切实提高人民群众的健康水平。由前面章节分析可知,我国目前的医生护士人数与各实施公费医疗制度的代表性国家还有较大差距,远没有达到实施公费医疗制度的数量标准。因此,我国应进一步注重医学人才培养,通过由上而下的政策引导和财政支持,建立分类别的医学人才培养机制,迅速增加医护群体数量,保障公费医疗制度的顺利实施。

5.4.1　借鉴赤脚医生制度和其他代表性国家的培养经验

我国在新中国成立初期曾经有过庞大的赤脚医生队伍,在当时的社会发展情况下,这支主要在农村服务群众的赤脚医生队伍与当前我们欠缺的家庭医生队伍在很多方面具有一致性。赤脚医生是农村的家庭医生。赤脚

---

① YIP W, HSIAO W. China's health care reform: a tentative assessment[J]. China economic review, 2009, 20(4):613-619.

医生大多生活在农村,负责的是附近村民的医疗健康,无论是对附近农村情况还是对村民都较为熟悉,有利于掌握村民的健康状态;附近村民也对赤脚医生有信任感,有助于良好医患关系的形成。借鉴当时推广赤脚医生时的工作经验,并在当前的时代背景下将这些经验运用在家庭医生队伍建设中,可以让家庭医生队伍建设更有基础也更易推进。

在医学人才培养方面,我们也可以借鉴其他代表性国家的经验,例如与我国人均 GDP 相近且同为社会主义国家和发展中国家的古巴。古巴在医学人才培养方面取得了很好的效果。首先,古巴通过推广地域性的医科学校达到了大量培养本地医学人才的效果,古巴各个省和特区都设有医学培训学校。古巴的医学培训学校专业全面、入学人数多,能够满足地域医护人员培养的需求,同时也注重思想教育工作。一方面让后备医学人才具有救死扶伤、崇尚科学的专业精神,另一方面也培养他们奉献祖国、服务人民的高尚情操①。其次,古巴建立了医学人才培养的"学习＋实践"模式,通过在校的理论学习、临床的实践锻炼让学生尽快掌握专业技能,并且保证每位后备医生在社区诊所作为家庭医生锻炼三年以上②。这种基层锻炼经历无论是对家庭医生队伍的补充还是对医生自身的经验提升都具有重要意义,是能够在有限的物质条件下得以支撑公费医疗制度的重要原因。古巴从 20世纪 70 年代末,医生队伍维持每年 10％的增长速度③,这为我国迅速扩大医生队伍、实施三级诊疗体系提供了充足的信心。除医护人员队伍以外,我们也应重视培养医学科研人才。领先的医疗技术和自主研发能力能够使医疗成本大幅降低,且能够通过向国外推广获得更好的经济效益。通过建立发展一系列医学研究院所,培养大批科研型医学人才,推动药物研制、医学技术、诊断仪器等多个方面的科技进步。在公费医疗制度的大背景下,由政府统筹建立从研究院所到公立医院再到患者研究运用反馈的闭环系统,形成复合型的医学人才队伍体系建设,这有助于形成公费医疗制度对医疗技术的推动力,形成良性的发展循环,使公费医疗制度在服务人民群众的同时引领医疗技术创新,创造更多的社会效益。

---

①　王少聪.古巴医疗体制改革发展研究[D].北京:华北电力大学,2019.
②　陈宁姗,田晓晓,杨小川.古巴医疗卫生体制及对我国的启示[J].中国卫生政策研究,2015,8(9):36-39.
③　同①.

5.4.2 形成复合型的医学人才队伍体系

5.4.2.1 政策引导

建立与公费医疗制度相协调的医学人才培养政策。公费医疗制度的实行,要求医学人才的培养要求要符合医疗制度的转变。三级诊疗体系的建立,对医护群体专业水平、结构构成等均提出了新的要求。大量家庭医生队伍群体的建立,同样需要自上而下的政策宣传与引导,在让民众了解家庭医生群体的同时,要激发后备学生加入家庭医生队伍的积极性,培养适合公费医疗制度的医学人才队伍。

5.4.2.2 财政投入

注重对"人"的投入,为人才培养提供财政支持。实行公费医疗制度,所有医疗花费都由政府财政出资,提升医学人才培养的数量质量,离不开财政的强力支持。由于医学人才培养的客观规律,培养效果具有滞后性,所以要将医学人才培养作为公费医疗制度前期实行中的重点工作进行扶持,通过人才培养以点带面促进公费医疗制度各个环节的稳步推进。同时,注重提高医护群体尤其是家庭医生的薪资待遇,以免除后备医学人才的后顾之忧,激励更多有潜力有志向的医学专业学生投身医疗卫生事业。

5.4.2.3 人才培养

结合理论学习、医学实践、思想教育进行医学人才培养。在人的培养方面要坚持"三位一体"的教育理念,参考国内外先进的教学理念,第一阶段注重理论学习,打牢专业根基;第二阶段注重医学实践,在实践中熟练专业技能。同时,注重将思想教育贯彻人才培养的始终,打造一支中国特色社会主义医疗队伍,投身于为人民服务的公费医疗事业中。

虽然目前我国的医护群体数量、医护群体结构距离公费医疗制度要求还有一定的距离,但通过分析可知,这种差距可以随着公费医疗制度的实行逐步得以解决。借鉴其他代表性国家的经验,只要我们在政策引导、财政投入和人才培养等方面按照公费医疗制度的要求进行推进,完全可以补齐家庭医生全覆盖所需的医护群体数量短板,达到实行公费医疗制度的要求。

5.5　提高基层医护人员待遇，完善医护人员激励机制

社会主义市场经济既体现了市场经济的普遍原则，又体现了社会主义制度的基本特征[①]。习近平总书记在 2016 年全国卫生与健康大会上指出，"要坚持正确处理政府和市场关系，在基本医疗卫生服务领域政府要有所为，在非基本医疗卫生服务领域市场要有活力。"[②]党的十九大报告关于实施健康中国战略的论述中提出，全面取消以药养医，健全药品供应保障制度。

5.5.1　避免医护待遇体系中的错误导向

反思在我国医疗卫生体制改革的过程中所受到的影响，非常重要的一方面便是在医护群体中将技术与待遇联系起来，引发了医护群体的逐利动机。一是，市场过度化影响区域间协调发展，影响医患关系的和谐共处。纯粹的利润导向，也就是市场过度化。市场的本质是竞争，尤其在农村，其医疗卫生基础设施、人才配置等情况相对薄弱，整体生产力水平较为低下，无法与城镇竞争必然导致农村医疗水平的进一步下降。撇开城镇关系，单纯地考察医患关系可以发现，医院的背后如果是医药企业，那么追求利润本来是企业的核心追求，现在就成了医院的核心追求。面对这种庞大的利益链条及医疗信息不对称等问题，患者必然变为弱势群体，自身合法权益无法得到保障。二是，在市场原则下，每个人对于他人而言，仅仅是实现自身利益的工具，人已经被大大地抽象化了，被剥离了作为人的最高价值本质（人本身）。若这种牟利过程得不到有效规范，那结果必然是个体之间的利益对抗和冲突，人的根本利益（生存权、发展权）无法得到保障。毛泽东认为人民是历史的创造者，是历史的主体，工人和农民是国家的主人，中国共产党的成功离不开人民的支持，他们应得到相应的医疗救助和社会保障。从自然条件层面以及可调动的社会资源层面上看，虽然城镇有着天然的地理和社会优势，但是并不能因此人为地减弱对农村等欠发达地区的医疗帮扶，否则人民的主体地位就是空洞和抽象的。总体而言，必须保障医护群体的待遇，尤

[①]　张宇.中国特色社会主义政治经济学[M].北京:中国人民大学出版社,2018.

[②]　习近平.习近平谈治国理政:第二卷[M].北京:外文出版社,2017:371.

其要注意避免在医护群体待遇体系中出现错误导向。

5.5.2 建立有效的管理机制，完善医务人员激励机制

如何坚持社会主义市场经济而不受错误导向的影响？必须建立一系列具体有效的体制机制以保障人民的利益，只有建立有效的体制机制，社会主义的生产目的在社会主义市场经济的条件下才能得以实现。[①] 公立医院改革需要建立有效的管理机制，完善对医务人员的激励机制。

5.5.2.1 完善评价体系对医务人员进行激励

医疗卫生领域一直存在医患关系紧张的问题，造成医患关系紧张的原因主要是医生与患者之间的信息不对称，而医疗产业化的过度发展又加剧了该紧张关系。医生可能会根据激励政策的不同，向患者提供不同水平、不同质量的医疗服务，从而有可能偏离医疗的最优结果。为解决"大处方""大检查"等问题，福建省三明市曾规定医生实行目标年薪制，通过对医生岗位、职称、工作量、医疗质量等方面的综合评价，来评判年度目标完成情况，这种制度实行后医生的平均阳光收入提高至原来收入的 3 倍左右。政府也提高了普通医疗服务的价格，降低了部分高新技术医疗服务的价格，调整了价格体系。[②] 我们可以借鉴福建省三明市的激励制度，将医疗服务的费用重新进行调整，了解人民群众就诊需求及常见病情，合理收取医疗费用；完善对医务人员的评价体系，鼓励医生钻研医术、提高医疗服务质量，并对优秀的医生进行奖励。但在全国范围内如何开展对医务人员的激励，还需要对不同地区进行调研与分析，以点带面完善激励机制。

5.5.2.2 制定相关政策对医务人员进行激励

初级诊疗体系的完善离不开全科医生队伍的建设，对于刚毕业的医学院学生来说，他们一般会选择设备较为完善、福利待遇较优的三级医院。习近平同志指出，"要着力发挥广大医务人员积极性，从提升薪酬待遇、发展空间、执业环境、社会地位等方面入手，关心爱护医务人员身心健康，通过多种

---

① 张宇.中国特色社会主义政治经济学[M].北京：中国人民大学出版社,2018.
② 李玲,傅虹桥,杨春雨.三明医改点中公立医院改革痛点[N].健康报,2016-02-29(5).

形式增强医务人员职业荣誉感,营造全社会尊医重卫的良好风气。"①虽然我国已经开始对全科医生进行培养,也鼓励医务人员下基层,但如果没有一个相对明确的激励机制,对于年轻人来说,未必会将初级诊疗机构作为首选。政府不仅要培养定向全科医生,也要通过政策导向引导毕业生选择进入基层医疗机构,例如制定对全科医生的培养机制,每年对毕业生进行跟踪考察,将评价较高的医生进行重点培养,并给予合理的薪酬奖励;对全科医生进行定期培训,并给予深造机会,将全科医生的基础福利待遇提高,与二、三级医务人员基础福利待遇保持一致。

5.6　调整税收政策,解决医疗支付问题

公费医疗制度的资金主要来源于财政统筹。针对我国现状,结合前述讨论可知,一方面我国现行情况下实行公费医疗制度需要调整税收政策,将医保缴费引入财政税收,以保障公费医疗资金的充裕,另一方面在医疗机构方面需要规范医疗系统支付机制,推动公费医疗制度改革的顺利进行。

5.6.1　调整税收政策以支持公费医疗制度

公费医疗制度的本质特征之一是由政府财政出资为民众提供医疗保障服务。但是根据前文所述,若不改革税收制度,仅仅利用当前的财政收入做支撑,是远远无法负担公费医疗制度所需费用的,而且还会影响财政收入在其他领域的预算开支。我国目前的医疗费用主要来源于基于民众缴纳保费形成的医保基金,实行公费医疗制度之后不需要再额外缴纳保费,但原来用于缴纳保费的资金可以转移至税收中以专门用于公费医疗的开支。这样在民众不多缴纳费用的情况下,实现了更公平、保障度更高的公费医疗。这种方式对政府和民众来讲,相对于政府医疗保险制度双方均不会增加额外的经济压力,是最直接、最便捷的过渡方法。在具体的实现路径上,就必然要涉及调整税收政策,将每年原本用于医保缴费的资金引流到政府税收,从而实现资金的有效利用。

通过调整税收政策来达到保障公费医疗资金的另一个重要意义是能够

---

① 习近平.习近平谈治国理政:第二卷[M].北京:外文出版社,2017:373.

进一步促进社会公平。根据目前我国现行的政府医疗保险制度,医保费用分行业、地域不同而有差别,缴纳的医保费用与收入直接挂钩。若将每年缴纳医保的全部费用任务等效转移至借助政府财政税收来收集,则可通过设计纳税规则和发挥税收的再分配功能进一步调节收入差距。这种税收的调节作用在为民众提供公平医疗保障的同时,能够使较为贫困的民众少缴纳一部分费用,进一步促进社会公平,也有助于社会主义社会建设。

在与公费医疗制度对应的具体筹资路径上,可以借鉴国外实行公费医疗制度的代表性国家的税收政策。以英国为例,一方面,英国公费医疗系统通过公共来源筹资,包括一般性税收和地方税收等,其中一般性税收占到英国医疗支出的 83%[①]。另一方面,民众缴纳税收时政府并不会将税收限定于特定使用目的,而是根据国家整体预算进行分配,其收税的税率也会根据实际情况在政府的年度预算中进行设定。这种根据公费医疗制度需求进行税收设计的思路值得我们借鉴。我国可根据实际进行适应性改进,以满足我国实行公费医疗制度的资金需求。由于公费医疗制度实行而引起的具体税收政策的改变可根据我国的具体情况进行落实,其相应的调整幅度可根据财政收入情况进行测算。增加的税收比例在不同税种(例如增值税、消费税、个人所得税、企业所得税)中可进行适当调整。只要能保证多缴纳的税收总额达到补齐本来的医保缴费资金数额和个人自付数额,便可以保证实行公费医疗制度的资金充足。

5.6.2　规范医疗系统支付机制

有了充足的税收保证,也需要规范医疗系统的支付机制,以保障医疗资金的有效利用。医疗系统支付是连接患者和医疗机构最直接的经济途径,若无法做到有效监督和规范落实,将产生严重的系统漏洞,威胁国家和人民群众的财产安全。作为医疗资金流转的重要途径,医疗系统支付体现着医疗保障制度和医疗服务体系的科学性和规范性,必须结合公费医疗制度的特点对其进行专业化设计。针对我国在医疗机构过度产业化历史中遇到的问题,应有针对性地建立基层医疗机构和公立医院的信息联网,建立安全透

---

① CYLUS J,RICHARDSON E,FINDLAY L,et al. United Kingdom:health system review[J]. Health systems in transition,2015,17(5):1-126.

明的支付机制。这是保证资金利用规范的重要措施,使资金在政府和公立机构的监督下合规利用。另外,规范医疗系统支付机制,还能在全国统筹的基础上考虑不同地域、不同行业的具体情况,使医疗保障资金在最大的范围内做到公平、合理、有效。除此之外,应利用在医疗制度改革过程中已经建立的药品采购体系、现代医院管理方式、综合监管手段等方面的工作基础,借助已有的公立医院体系,发挥公费医疗制度"一手管钱、一手服务"的集成优势,优化资金流转流程,减少资金涉及环节,将医疗资金的使用效率最大化。用制度尽最大可能消除医疗保障领域可能出现的逐利动机,避免产生过度医疗等问题的可能性,使医疗资金用于为人民群众的健康服务上。同时,在药品供应方面,继续巩固已有的统一采购模式,并在新的公费医疗制度背景下加强全国全系统统筹,将扩大统筹范围作为筹码对药品价格进行严格控制,切断医院—医生—药商之间的利益链条,最大限度地降低医疗成本。另外,在门诊、住院等各个医疗环节应进一步加强患者支付方式设计与监督,尽可能减少逐利的直接支付方式,保证公费医疗制度资金的充分利用,为公费医疗制度的顺利实施打下经济基础。

5.7　本章小结

本章从我国当前现实角度出发,基于第四章我国的公费医疗制度可行性分析,研究我国从政府医疗保险制度转向实施公费医疗制度的实现路径。总体来讲,公费医疗制度在我国是可行的,而如何实现向公费医疗制度的顺利转变,则需要从坚持社会主义制度、建立商业医保并存模式、持续推进公立医院改革、注重医学人才培养、提高基层医护人员待遇、调整税收政策等方面进行稳步实施。

在最本质的社会制度层面,应充分发挥中国特色社会主义制度优势,敢做事能做事,集中力量将公费医疗制度落实好。在坚持公费医疗制度全覆盖、将公费医疗制度作为医疗保障主体的情况下,建立商业医保并存模式,通过规范和引导资本在医疗卫生领域的发展,在活力和效率方面做进一步提升。同时从实现公费医疗制度改革基础的角度考量,结合已有的医疗改革成果,例如公立医院系统的建立健全等,在此基础上优化三级诊疗体系,大力加强基层医疗机构和家庭医生队伍建设,注重医学人才培养,将人视为公费医疗制度的核心力量，在待遇和激励机制上进行重新设计。在医疗资金方面，要及时调整税收政策，通过增加一定比例的固定税收，在不增加民众总负担的情况下，为公费医疗制度提供充足的资金保证。按照以上实现路径稳步推进，我国能够向公费医疗制度顺利转变并稳步实施，从而实现"人人享有"的公费医疗制度。

结论与展望

新中国成立后,我国医疗保障事业在探索中发展,实践证明,公费医疗制度在健康、经济、社会、政治效益上更具优势,我国在历史、政治、经济、医疗资源和价值观等方面均具有实行公费医疗制度的可行性,未来可根据不同地区、不同群体的具体情况分步落实公费医疗制度。

6.1　主要研究结论

6.1.1　新中国成立后我国医疗保障事业在探索中发展

回顾新中国成立后我国的医疗卫生事业,在 70 多年间发展征程中,我国医疗卫生事业从无到有、由弱到强,实现了快速发展,我国逐步向医疗事业强国迈进。改革开放前,我国通过对社会医疗资源的全盘整合,依托群众路线,在城乡二元体制已显端倪之际,在农村实行农村合作医疗制度并针对部分群体实行公费医疗制度。我国的医疗制度以强大的政治号召力和强大的组织动员力促进了中国医药卫生事业的初步发展,基于农村合作社、赤脚医生等大力发展医疗保障事业尤其是农村医疗保障事业,使我国人民群众的整体健康水平获得了巨大的提升,许多措施在世界范围内得到认可与推广。虽然我国的医疗卫生总体水平不高,且在医疗卫生制度实行过程中存在明显问题,但在当时的历史背景之下实属不易。

改革开放后,我国的医疗卫生事业在不断取得技术进步的同时,在制度方面也经过了不断摸索的过程。一方面随着改革开放的进行,农村合作医疗制度以及赤脚医生制度逐渐没落;另一方面市场化、商品化等因素对医疗卫生领域进行渗透,公立医院进行市场化改革并产生了过度产业化的趋势,医疗行业的逐利动机、过度医疗等问题逐步显现。在利益杠杆的驱动下,医疗资源分布不平衡、医保基金管理不善等问题接连出现,看病难、看病贵成为顽疾。针对医疗行业存在的问题,我国在 2003 年起启动了新一轮医改,针对城镇和农村分别进行了医疗改革,扩大了城乡医保的覆盖率,广大人民群众有了医疗保障。

党的十八大以来,我国积极推行健康中国战略,全面深化医疗保障制度改革,针对医保制度存在的新旧问题进行改进,向更高水平的健康目标迈进。通过 70 多年的接续奋进,中华民族逐步迈进医疗大国,人民群众的医疗保障更是得到了显著提高。新时代中国医疗保障体系依然呈现出机遇与挑战并存的局面。一方面,医疗服务能力明显提升、城乡医护人才队伍更加齐备、各项医疗保障制度不断完善、医保基金监管规范透明、医保经办环节日趋周密的利好形势,使中国的医疗保障事业在党和政府的高度支持下呈现出良好的发展势头和机遇。另一方面,由于当下中国依然存在医疗和健康需求不平衡、亚健康人群增加、慢性病普遍化、大城市人口密度过高、市场调节存在盲目性和自发性、国家治理能力现代化程度有待提升等问题,中国医疗保障制度的全面改革仍面临着一定的挑战。因此,深化并有效推进医疗保障制度改革,既需要在历史演进的过程中吸取经验与教训,重新认识公费医疗制度的价值作用,也应该打开视野,从国外医疗保障制度的探索中借鉴有益的方法与经验,并针对我国的国情国力选择合适的医保制度,研究医保制度实行的可行性与实现路径。

6.1.2 在马克思主义指导下推进我国医疗保障制度研究

马克思主义经济学与西方经济学对待医疗卫生问题有截然不同的两种态度。首先,就社会医疗卫生资源分配不公这一事实的成因而言,马克思主义经济学认为,这是生产方式领域剥削压迫的产物,要想解决资源分配的不公,必须依托生产方式的变革。西方经济学家也看到了医疗卫生资源分配不公的基本现象,但并没有将之归结于社会的剥削和压迫。即便在一定的历史时期内,西方国家采取较好的福利政策,但从总体上并不是对剥削与压迫的纠正,而仅仅是对市场职能局限性的补充和纠正。其次,20世纪资产阶级思想家在改善医疗卫生资源分配方式的问题上,并没有真正超越18—19世纪的斯密、李嘉图、托克维尔等人。因为,就各项具体举措的基本理念而言,20世纪的诸多学派,要么坚决维护市场的作用,要么希望通过国家(福利政策)或个人(慈善事业)提高贫困者实际享受的医疗卫生水平,要么试图在二者之间寻求一种平衡。只不过,进入20世纪之后,资产阶级思想家们在前人早已开辟的理论方向上,结合各自的社会现实,钻研得更加细致、具体。实际上,这也暴露出,资产阶级思想家在面临医疗卫生体系改革时,共同遭遇的思想困境。

相比于西方,中国开辟的医疗卫生体系改革事业则显得生机勃勃。首先,中国立足于与西方根本不同的制度和理论基础之上,这使得中国在推进医疗卫生事业时,具有先天的优势。其次,相比于西方,中国开启现代化历程的时间相对较晚,这使中国能够更好地吸收和汲取西方的经验和教训,更好地以我为主、为我所用。最后,虽然西方的医疗卫生理念不适用于社会主义社会,但是西方国家尝试消除资本主义卫生体系内在矛盾的自身反思——包括福利国家制度的实施等,即使存在资本主义框架下的历史局限性,仍有值得我们借鉴的地方。从社会主义革命和建设时期的医疗卫生事业应为人民服务、集中力量发展农村医疗卫生事业,到改革开放和社会主义现代化建设新时期的医疗卫生工作以社会效益为最高标准、医疗卫生工作为社会主义现代化服务、坚持公共医疗卫生的公益性质,再到中国特色社会主义新时代的发展医疗卫生事业是全面建成小康社会的必然要求、发展医疗卫生事业是维护社会公平正义的必然选择,我国医疗卫生事业的发展是马克思主义医疗卫生思想在中国不断实践与发展的结果。所以,虽然中国社会的医疗卫生体系仍旧存在许多问题,但是中国共产党终究能够在实践中不断摸索出适宜我国自身实际情况的具体方式,使中国的医疗卫生资源分配更加公平合理,保障最广大人民群众的基本生存权和发展权。

6.1.3　公费医疗制度在健康、经济、社会、政治效益上更具优势

目前世界主要的三种医疗保障制度中,商业医疗保险制度无论是在花费还是在绩效方面都不理想,相较公费医疗制度和政府医疗保险制度有明显缺陷。对于公费医疗制度和政府医疗保险制度而言,本书在借鉴国外已有研究和数据的基础上运用对比方法,从绩效、经济、公平、政治等方面进行了量化分析,进而对这两种医保制度做了比较。基于绩效评价体系的研究,从医疗结果、护理情况、行政效率等三个方面对各个国家的医疗绩效进行评估,通过三个维度的量化评估,对各个医疗制度代表性国家的绩效表现进行全面对比,得出公费医疗制度较政府医疗保险制度具有明显优势这一结论。

首先,在医疗花费方面,通过对医疗花费的影响机理以及运行机制进行分析,解释了公费医疗制度相对于其他医疗制度成本更低的原因,提出了公费医疗制度虽在预防方面投入较多,但长远来看可节省更多资金。其次,对比不同地区之间、不同类型居民之间的医疗待遇差距,通过各项数据(例如报销比例、投入金额等)说明政府医疗保险制度存在的不公平情况,又从公费医疗制度的制定初衷、运行机制等方面得到公费医疗制度在社会公平方面的对比优势。最后,举例说明不同医疗卫生体系国家的医疗保障制度对国家政治的影响。上升到社会主义层面,公费医疗制度与社会主义的认同感联系起来,将从内政外交等方面起到正向作用。同时,结合上述内容,从实际历史沿革和做法层面介绍了实行公费医疗制度的代表性国家——英国

和古巴的经验,包括公费医疗制度与商业医疗保险相结合、建立统一健康信息系统、适度引入市场机制、通过政府力量坚持公费医疗制度建设、建立合理的初级诊疗发展规划、重视对医学领域相关人才的培养、持续对生物技术研究进行投入等,将为我国公费医疗制度的建设提供有益借鉴与参考。

6.1.4 中国在历史、政治、经济、医疗资源和价值观等方面均具有实行公费医疗制度的可行性

研究我国实行公费医疗制度的可行性,便是从历史、政治、经济、医疗资源和价值观等方面探究我国是否有条件、有能力实行公费医疗制度,通过量化方法对标国际类似的实行公费医疗制度的国家,本书从可行性角度得出我国适合实行公费医疗制度的结论。根据前文所述,我国在历史、政治、经济、医疗资源和价值观等方面,已经达到或将要达到公费医疗制度的要求,具有实行公费医疗制度的可行性。

在历史方面,我国曾实行过公费医疗制度,但当时的国情国力不适应、实行范围小且保障差异大、管理不健全、医疗系统过度产业化等方面的原因导致当时条件下公费医疗制度的失败并向政府医疗保险制度并轨。当时存在的问题是完全可以避免的。在未来实行公费医疗制度时可吸取经验教训,避免重蹈覆辙。在政治方面,我国作为人民民主专政的社会主义国家,中国共产党代表着最广大人民的根本利益,实行公费医疗制度具有与生俱来的充分可行性。我国的阶级分布也代表着实行公费医疗制度有利于破除各方利益集团阻碍,不会遇到资本主义国家中普遍存在的利益集团博弈问题,我国正在实行的全民健康战略也将为公费医疗的施行提供更充足的保障。在经济方面,本书从国家财政层面、社会医疗花费层面、个人支出层面对我国实行公费医疗制度的可行性进行分析,并针对目前总的医疗投入进行量化分析,对照同为社会主义国家、人均 GDP 类似的发展中国家古巴,"假想"了实行公费医疗制度时我国总的医疗投入,得到实行公费医疗制度总医疗投入与当前总医疗投入相比没有太大变化的结论。目前的医疗投入能完全覆盖公费医疗制度所需的经济支持,在经济方面消除了对实行公费医疗制度的顾虑。在医疗资源方面,通过近些年的发展,我国的医疗设施和医疗队伍建设有了长足的进步,但是与世界上各个代表性公费医疗制度国家相比,还存在较大差距,尤其是在医生护士数量方面。但通过进一步分析

可以发现,这些差距主要体现在由于缺乏三级诊疗体系带来的家庭医生欠缺问题,这个问题是可以弥补且会随着医疗制度改革消除的。此外,本书也针对三级诊疗体系不健全这一问题探究了若干具体措施,有助于我国在医疗资源方面尽快达到相应水平。在价值观方面,社会主义核心价值观为建立公费医疗制度奠定了坚实的思想文化基础。

所以,我国实行公费医疗制度在历史、政治、经济、医疗资源和价值观等方面都具有可行性,公费医疗制度在我国现行的社会发展水平下是行得通的,不会对政府和人民群众造成额外压力,也不会对社会发展的其他方面产生负面影响。但值得注意的是,这种可行性分析仅建立在本书所讨论的历史、政治、经济、医疗资源和价值观等方面,对于实行公费医疗制度可行性的其他方面,未做讨论。在公费医疗制度实行过程中,应充分结合我国的具体国情,凸显社会主义市场经济条件下资本推动社会发展的积极作用,充分发挥公有资本与非公有资本在医疗卫生领域的作用,公费医疗制度覆盖基本医疗领域,面向高端需求的医疗卫生领域则面向资本放开。在公费医疗制度具体落实过程方面,注意分步骤、分阶段、分领域推行,注重面向实际情况进行公费医疗制度的有序落实。

6.1.5 公费医疗制度在我国的顺利实行需要充分发挥制度优势

本书从我国当前现实角度出发,基于我国实行公费医疗制度的可行性分析,研究了我国从政府医疗保险制度转向公费医疗制度的实现路径。总体来讲,公费医疗制度在我国是可行的,而如何实现向公费医疗制度的顺利转变,则需要从坚持社会主义制度、建立商业补充医疗保险制度并存模式、建立商业医保并存模式持续推进公立医院改革、注重医学人才培养、提高基层医护人员待遇、调整税收政策等方面稳步实施。我国作为社会主义国家,有着中国特色社会主义制度优势,在中国共产党的坚强领导下,医疗卫生事业的各项改革和发展都将稳步推进。中国共产党将人民健康当作执政责任,将医疗卫生上升到政治任务,足够的重视程度也将保证医疗改革的顺利进行。

在社会制度方面,实行公费医疗制度应充分发挥中国特色社会主义制度优势,敢做事能做事,集中力量将公费医疗制度落实好。医疗卫生事业是整个社会系统建设工程的组成环节,是实现共享经济、共同富裕的重要组成部分,必须在党和政府的领导下,才能取得真正意义上的发展和进步,否则就只能是个人利益、集团利益实现的工具和手段,不可能实现有益于全体人民的公费医疗制度。实行公费医疗制度,在基于现有制度的基础上,从落实效率的角度去考量,应结合已有的医疗改革成果,例如公立医院系统的建立健全等,在此基础上优化三级诊疗体系,大力加强基层医疗机构和家庭医生队伍建设,注重医学人才培养,将人视为公费医疗制度的核心力量,在待遇和激励机制上进行重新设计。在最关键的医疗资金方面,更应发挥我国的制度优势,全国统一统筹协调,及时调整税收政策,在免除民众保费的同时,增加一定比例的固定税收,在不增加民众总负担、不增加政府财政压力的情况下,实现医保缴费向财政收入并轨,为公费医疗制度提供充足的资金保证。我国作为一个社会主义国家,只要将人民健康放在优先发展的地位,实施健康中国战略,中国特色社会主义制度将继续发挥制度优势,推动医疗卫生事业继续向前,最终实现向公费医疗制度的顺利转变和稳步实施。

6.2 未来研究展望

本书根据已有资料对我国实行公费医疗制度的可行性进行了探索,但判定医疗制度转变的可行性是一个复杂而艰巨的任务,本书讨论的内容也是在假定框架下进行的,只讨论了在历史、政治、经济、医疗资源及价值观等几个重要方面的可行性,且只从国家宏观的角度进行分析,在医疗资源区域配置不均匀等方面仍可能存在较多问题尚待讨论。由于篇幅所限及研究数据限制,对于公费医疗制度实行过程方面的问题没有详细提及,例如实行公费医疗制度时面临的地方机构改革问题、医护人员身份转变问题、地方财政支付问题、过渡期医疗系统维持问题等,这些问题主要涉及的是在两种医疗制度转变过程中需要主要考虑的方面,牵扯的内容和数据较多。若要将这些问题的方方面面都研究清楚,还需要很大的时间与精力,这将是一个崭新而庞大的课题,需要和对这些方面有兴趣的有志之士合作开展研究。

由于医疗保障制度系统复杂、涉及面广,在未来的具体实现过程中,远远不是本书所能阐述清楚的。针对我国公费医疗制度的实现路径,需要从上而下统一部署,可以参考本书通过调研分析得到的建议,但若要具体落实到基层,则还需要更多、更实际的调查和统计。应针对各地方的具体情况制

定单独的落实措施,考虑各个地区、各个群体的具体情况进行分步落实,至
于在落实过程中涉及需要国家统筹协调的政务处理、机构设立等问题,这也
是未来政策落实过程的一个重点。要将实际的分行业、分地域、分类型的公
费医疗制度落地路径研究透彻,将国家在具体落实层面涉及的方方面面都
表达清楚,需要各个学科领域的学者在统一部署下共同努力,这样才能保障
公费医疗制度在我国的顺利落地和广泛开展,真正为人民群众的健康保驾
护航,实现对人民健康的全方位、全周期保障,为实现中华民族伟大复兴的
中国梦打下坚实的医疗卫生基础。

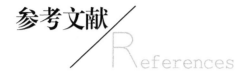

参考文献

[1] 巴德年.健康中国与医改十年[J].经济导刊,2019(12):46-49.

[2] 庇古.福利经济学[M].何玉长,丁晓钦,译.上海:上海财经大学出版社,2009.

[3] 波兰尼.大转型:我们时代的政治与经济起源[M].冯钢,刘阳,译.杭州:浙江人民出版社,2007.

[4] 蔡晓艳.公费医疗制度改革对医院业务量影响的分析[J].经济研究导刊,2018(21):50-51.

[5] 陈海红,钱东福.农村医疗卫生事业实现跨越发展[J].群众,2022(18):21-22.

[6] 陈宁姗,田晓晓,杨小川.古巴医疗卫生体制及对我国的启示[J].中国卫生政策研究,2015,8(9):36-39.

[7] 陈秋霖,傅虹桥,李玲.医疗保险的全局效应:来自中国全民医保的证据[J].劳动经济研究,2016,4(6):3-21.

[8] 陈银娥.西方福利经济理论的发展演变[J].华中师范大学学报(人文社会科学版),2000,39(4):89-95.

[9]《党的十九大报告辅导读本》编写组.党的十九大报告辅导读本[M].北

京:人民出版社,2017.

[10] 邓大松,刘昌平,等.中国社会保障改革与发展报告:2018[M].北京:人民出版社,2020.

[11] 邓小平.邓小平文选:第二卷[M].2版.北京:人民出版社,1994.

[12] 杜悦英.聚焦高质量发展,医疗卫生事业改革持续深化[J].中国发展观察,2022(3):63-65.

[13] 段政明.浅谈《医疗保障基金使用监督管理条例》[J].中国医疗保险,2021(6):17-20.

[14] 弗里德曼.资本主义与自由[M].张瑞玉,译.北京:商务印书馆,2011.

[15] 傅虹桥.新中国的卫生政策变迁与国民健康改善[J].现代哲学,2015(5):44-50.

[16] 甘行琼,赵兴罗.西方财税思想[M].北京:高等教育出版社,2014.

[17] 葛娜.新时代中国特色医疗保障制度的深化改革研究[J].时代人物,2020(34):77.

[18] 顾昕.全民免费医疗的市场化之路:英国经验对中国医改的启示[J].东岳论丛,2011,32(10):25-31.

[19] 顾昕.中国新医改的新时代与国家医疗保障局面临的新挑战[J].学海,2019(1):106-115.

[20] 顾昕."健康中国"战略中基本卫生保健的治理创新[J].中国社会科学,2019(12):121-138.

[21] 顾昕,朱恒鹏,余晖."全民免费医疗"是中国全民医保的发展方向吗?:神木模式系列研究报告之一[J].中国市场,2011(24):7-11.

[22] 顾昕,朱恒鹏,余晖."神木模式"的三大核心:走向全民医疗保险、医保购买医药服务、医疗服务市场化:神木模式系列研究报告之二[J].中国市场,2011(29):4-8.

[23] 顾雪非,赵斌,刘小青.全民医疗保障体系:成就、形势与展望[J].中国发展观察,2019(6):5-7.

[24] 郭家利.陕甘宁边区卫生工作研究[J].理论观察,2021(3):19-22.

[25] 郭心洁,张琳.新中国医疗保障70年大事记[J].中国医疗保险,2019(10):10-13.

[26] 国家卫生和计划生育委员会.《"健康中国2030"规划纲要》辅导读本

[M].北京:人民卫生出版社,2017.

[27] 果建竹.公费医疗改革的发展与探讨[J].改革与开放,2016(18):30,32.

[28] 哈耶克.自由宪章[M].杨玉生,冯兴元,陈茅,等译.北京:中国社会科学出版社,2012.

[29] 何佳馨.美国医疗保险制度改革的历史考察与理论检省[J].法制与社会发展,2012,18(4):127-142.

[30] 何秋月,邓志平.基于公共管理视角的"全民免费医疗"可持续性研究:以神木县医疗保障体系为例[J].理论导刊,2011(3):20-22.

[31] 何文炯.全面增强基本医疗保障制度公平性[J].中国医疗保险,2022(3):1-3.

[32] 胡大一.重温把医疗卫生工作的重点放到农村去[J].中华心血管病杂志,2021,49(8):754-756.

[33] 胡锦涛.胡锦涛文选:第二卷[M].北京:人民出版社,2016.

[34] 黄国武.中国多层次医疗保障发展思辨:基本多层向多元多层转型[J].社会保障评论,2022,6(4):67-82.

[35] 江宇.中国"免费医疗"的可能道路[J].记者观察,2013(12):35-37.

[36] 江宇.从"世界卫生奇迹"到"建设健康中国"[J].中国卫生,2018(12):14-17.

[37] 江泽民.江泽民文选:第一卷[M].北京:人民出版社,2006.

[38] 江泽民.江泽民文选:第三卷[M].北京:人民出版社,2006.

[39] 李钢,刘章仪.恩格斯的社会保障思想及其现实启示:基于《英国工人阶级状况》的解读[J].社科纵横,2019,34(12):26-30.

[40] 李红娟.东北抗联医疗卫生工作研究[J].社会科学战线,2022,328(10):252-257.

[41] 李家翠.浅析社区卫生院公共卫生管理的现状及改革对策[J].世界最新医学信息文摘,2016,16(80):391-392.

[42] 李立清.新型农村合作医疗制度[M].北京:人民出版社,2009.

[43] 李丽.如何加强医保费用审核,确保医保基金安全[J].金融经济,2018(12):165-166.

[44] 李玲.国外医疗卫生体制以及对我国医疗卫生改革的启示[J].红旗文

稿,2004(21):18-21.

[45] 李玲.医疗卫生改革的问题与出路:毛泽东"六二六指示"的崭新探索[J].现代哲学,2015(5):36-38.

[46] 李玲.什么样的改革能让医院不再逐利[J].人民论坛,2017(26):74-75.

[47] 李玲.卫生健康70年的发展是中国奇迹最亮丽的一部分[N].21世纪经济报道,2019-09-24(4).

[48] 李玲,陈秋霖,张维,等.公立医院的公益性及其保障措施[J].中国卫生政策研究,2010,3(5):7-11.

[49] 李玲,江宇.2006:我国医改的转折点[J].中国卫生经济,2007,26(4):5-9.

[50] 李玲,江宇,陈秋霖.改革开放背景下的我国医改30年[J].中国卫生经济,2008,27(2):5-9.

[51] 李敏.基层医疗卫生事业单位绩效考核管理[J].市场观察,2020(2):60.

[52] 李宁.中国农村医疗卫生保障制度研究:理论与政策[M].北京:知识产权出版社,2008.

[53] 李轶群.基于医疗卫生行业管理改革的探究[J].人间,2015,195(36):148.

[54] 李迎新,黄河.基于国家卫生与健康管理大数据平台的医疗保险模式[J].2019,42(4):281-287.

[55] 李媛,钟继润.《红星》报与中央苏区红军医疗卫生工作[J].中州大学学报,2022,39(6):84-89.

[56] 梁鸿.新时代中国特色医疗保障制度建设的初步思考[J].中国医疗保险,2019(10):23-24.

[57] 梁忠福,林枫.对现行医疗体制的反思:"公共选择理论"的视角[J].中国卫生经济,2005,24(12):5-7.

[58] 廖保平.公费医疗改革应从何入手[J].小康,2013(1):107.

[59] 刘雅娟.我国医药卫生体制改革发展路径分析与思考[J].中国卫生质量管理,2021,28(7):18-21.

[60] 刘志勇,孙梦,王潇雨.三明"戳中"公立医院改革痛点[J].中国卫生,

2016(4):107.

[61] 吕国营.如何看待新时代的三医联动:基于深化医疗保障制度改革的视
角[J].中国医疗保险,2020(7):5-7.

[62] 马安宁,张建华,高润国.全民基本免费医疗才是医改的"中国梦"[J].
中国卫生资源,2015,18(3):150-152.

[63] 马晓伟.全面推进健康中国建设[J].新华文摘,2021(3):24-25.

[64] 彭浩然,岳经纶.中国基本医疗保险制度整合:理论争论、实践进展与未
来前景[J].学术月刊,2020,52(11):55-65.

[65] 钱宁.现代社会福利思想[M].北京:高等教育出版社,2006.

[66] 仇雨临.中国医疗保障70年:回顾与解析[J].社会保障评论,2019,3
(1):89-101.

[67] 申曙光.我们需要什么样的医疗保障体系?[J].社会保障评论,2021,
5(1):24-39.

[68] 史密斯.黑格尔的自由主义批判:语境中的权利[M].杨陈,译.上海:华
东师范大学出版社,2019.

[69] 斯密.国富论[M].胡长明,译.北京:人民日报出版社,2009.

[70] 斯威德伯格.托克维尔的政治经济学[M].李晋,马丽,译.上海:格致出
版社,2011.

[71] 隋莹.新型农村合作医疗与城镇居民医疗保险合并的探讨[J].中国市
场,2021(28):36-37.

[72] 孙迪.马海德:新中国卫生事业的先驱[J].党建,2021(9):65.

[73] 孙隆椿.毛泽东卫生思想研究论丛:上[M].北京:人民卫生出版
社,1998.

[74] 陶征,李连喜.社会医疗保险制度对糖尿病患者住院费用的影响研究
[J].中国医院统计,2004,11(3):222-224,227.

[75] 王冠中.百年来中国共产党保障人民健康的伟大成就与基本经验[J].
岭南学刊,2021(3):5-14.

[76] 王少聪.古巴医疗体制改革发展研究[D].北京:华北电力大学,2019.

[77] 王绍光.学习机制与适应能力:中国农村合作医疗体制变迁的启示[J].
中国社会科学,2008(6):111-133,207.

[78] 王淑梅.习近平关于人民健康重要论述的五重逻辑[J].西安石油大学

学报(社会科学版),2020,29(4):75-81.

[79] 王彧.刍议毛泽东人民卫生思想及其当代价值[J].毛泽东邓小平理论研究,2019(11):93-98,108.

[80] 王玉婷.实施健康中国战略的人本内涵研究[J].现代商贸工业,2021,42(27):38-39.

[81] 温家宝.关于发展社会事业和改善民生的几个问题[J].求是,2010(7):3-16.

[82] 习近平.决胜全面建成小康社会 夺取新时代中国特色社会主义伟大胜利:在中国共产党第十九次全国代表大会上的报告[M].北京:人民出版社,2017.

[83] 习近平.习近平谈治国理政:第二卷[M].北京:外文出版社,2017.

[84] 习近平.习近平谈治国理政:第三卷[M].北京:外文出版社,2020.

[85] 萧易忻.新自由主义全球化对"医疗化"的形构[J].社会,2014,34(6):165-195.

[86] 邢影影,李勇.我国"看病难"问题研究进展[J].中国药物评价,2019,36(6):401-405.

[87] 熊先军.我国公费医疗改革情况的回顾[J].中国卫生事业管理,1992,9(2):102-105.

[88] 熊先军.全民免费医疗没有宪法依据[J].中国社会保障,2014(4):84.

[89] 杨嘉清.加强医保基金监管 确保安全高效运行:关于基层医疗保险经办机构业务运行状况的分析与思考[J].现代经济信息,2022,37(19):53-55.

[90] 杨静,金轲.新自由主义的民生困局:以奥巴马医改为例[J].教学与研究,2018(8):80-89.

[91] 姚力.当代中国医疗保障制度史论[M].北京:中国社会科学出版社,2012.

[92] 翟绍果.从病有所医到健康中国的历史逻辑、机制体系与实现路径[J].社会保障评论,2020,4(2):43-55.

[93] 张金富.农村医疗保障制度模式选择的比较研究[J].经济与社会发展研究,2020(2):182.

[94] 张苗.公费医疗 红色记忆[J].中国社会保障,2019(9):20-21.

[95] 张奇林.美国医疗保障制度评估[J].美国研究,2005(1):94-111,5-6.

[96] 张柔玲.公费医疗、社保医疗与自费病人住院费用的比较[J].中国卫生统计,2006,23(3):248-249.

[97] 张维.美国医改的政治经济分析:历史视角兼论对中国医改的启示[J].政治经济学评论,2016,7(1):190-213.

[98] 张永光,王晓锋."健康中国2030"规划纲要的几个理念转变[J].卫生软科学,2017,31(2):3-5.

[99] 张宇.中国特色社会主义政治经济学[M].北京:中国人民大学出版社,2016.

[100] 郑秉文.中国社会保障制度60年:成就与教训[J].中国人口科学,2009(5):2-18,111.

[101] 郑功成."十四五"时期中国医疗保障制度的发展思路与重点任务[J].中国人民大学学报,2020,34(5):2-14.

[102] 郑谦.中华人民共和国史:1992—2002[M].北京:人民出版社,2010.

[103] 郑艳君.新医药卫生体制改革浅析[J].经济技术协作信息,2021(21):4.

[104] 中共中央党史和文献研究院.十八大以来重要文献选编:下[M].北京:中央文献出版社,2018.

[105] 中共中央马克思恩格斯列宁斯大林著作编译局.列宁专题文集:论社会主义[M].北京:人民出版社,2009.

[106] 中共中央马克思恩格斯列宁斯大林著作编译局.列宁专题文集:论无产阶级政党[M].北京:人民出版社,2009.

[107] 中共中央马克思恩格斯列宁斯大林著作编译局.马克思恩格斯文集:第一卷[M].北京:人民出版社,2009.

[108] 中共中央马克思恩格斯列宁斯大林著作编译局.马克思恩格斯文集:第二卷[M].北京:人民出版社,2009.

[109] 中共中央马克思恩格斯列宁斯大林著作编译局.马克思恩格斯文集:第三卷[M].北京:人民出版社,2009.

[110] 中共中央马克思恩格斯列宁斯大林著作编译局.马克思恩格斯文集:第五卷[M].北京:人民出版社,2009.

[111] 中共中央马克思恩格斯列宁斯大林著作编译局.马克思恩格斯文集:

第八卷[M].北京:人民出版社,2009.

[112] 中共中央文献研究室.十二大以来重要文献选编:上[M].北京:人民出版社,1986.

[113] 中共中央文献研究室.建国以来重要文献选编:第二册[M].北京:中央文献出版社,1992.

[114] 中共中央文献研究室.毛泽东文集:第三卷[M].北京:人民出版社,1996.

[115] 中共中央文献研究室.建国以来重要文献选编:第十八册[M].北京:中央文献出版社,1998.

[116] 中共中央文献研究室.建国以来重要文献选编:第二十册[M].北京:中央文献出版社,1998.

[117] 中共中央文献研究室.毛泽东文集:第六卷[M].北京:人民出版社,1999.

[118] 中共中央文献研究室.十四大以来重要文献选编:下[M].北京:人民出版社,1999.

[119] 中共中央文献研究室.十五大以来重要文献选编:下[M].北京:人民出版社,2003.

[120] 中共中央文献研究室.十六大以来重要文献选编:下[M].北京:中央文献出版社,2008.

[121] 中共中央文献研究室.毛泽东年谱:一九四九——一九七六:第五卷[M].北京:中央文献出版社,2013.

[122] 中共中央文献研究室.习近平关于全面建成小康社会论述摘编[M].北京:中央文献出版社,2016.

[123] 《中国共产党简史》编写组.中国共产党简史[M].北京:人民出版社,2021.

[124] 中央档案馆,中共中央文献研究室.中共中央文件选集:1949年10月—1966年5月[M].北京:人民出版社,2013.

[125] 钟东波.破除逐利机制是公立医院改革的关键[J].中国卫生政策研究,2015,8(9):1-5.

[126] 周沛.福利国家和国家福利:兼论社会福利体系中的政府责任主体[J].社会科学战线,2008(2):205-213.

[127] 周文.党的十九届四中全会决议是中华民族伟大复兴的行动纲领:学习贯彻党的十九届四中全会精神的体会[J].邓小平研究,2020(2):1-9.

[128] 朱安东.政治工程、理论谬误与系统性危机:新自由主义思潮批判[J].马克思主义与现实,2017(2):30-36.

[129] 朱恒鹏.顺应市场化趋势[J].中国医院院长,2012(12):57-58.

[130] 朱恒鹏,顾昕,余晖."神木模式"的可持续性发展:"全民免费医疗"制度下的医药费用控制:神木模式系列研究报告之三[J].中国市场,2011(33):3-7.

[131] 朱恒鹏,彭晓博.医疗价格形成机制和医疗保险支付方式的历史演变:国际比较及对中国的启示[J].国际经济评论,2018(1):24-38,4.

[132] 朱俊生.从垄断到竞争:医疗领域的改革方向[J].学术界,2016(3):15-26.

[133] 朱俊生.破除医保引导医疗资源配置的体制性障碍[J].中国医疗保险,2017(2):12-15.

[134] 庄俊明."全民免费医疗"制度的优劣评析[J].市场论坛,2017(1):31-32.

[135] 邹长青,田月,郇波,等.中国医疗保障制度发展的历史演进(1949年~1978年):兼论医疗保障政策史[J].医学与哲学,2018,39(6A):81-86.

[136] ABIIRO G A,DE ALLEGRI M. Universal health coverage from multiple perspectives: a synthesis of conceptual literature and global debates[J]. BMC international health and human rights,2015,15(1):17.

[137] ABIYEMI B A. Health for all:lessons from Cuba[J]. Perspectives in public health,2016,136(6):326-327.

[138] ANELL A,GLENNGÅRD A H,MERKUR S. Sweden:health system review[J]. Health systems in transition,2012,14(5):1-159.

[139] BAGGOTT R, LAMBIE G. "Enticing case study" or "celebrated anomaly"? Policy learning from the Cuban health system[J]. The international journal of health planning and management,2018,33(1):212-224.

[140] BALI A S, RAMESH M. Designing effective healthcare: matching policy tools to problems in China [J]. Public administration and development,2017,37(1):40-50.

[141] BERNAL-DELGADO E, GARCIA-ARMESTO S, OLIVA J, et al. Spain:health system review[J]. Health systems in transition,2018, 20(2):1-179.

[142] BLUMENTHAL D, HSIAO W. Lessons from the East: China's rapidly evolving health care system[J]. The New England journal of medicine,2015,372(14):1281-1285.

[143] BOUCHAUD L, BLUZE E, DUSSART C, et al. The role of the community and hospital pharmacist in public health prevention in France [J]. Annales pharmaceutiques francaises,2022,80(6):769-777.

[144] BRIAN E. The New Zealand health reforms of the 1990s in context [J]. Applied health economics and health policy,2002,1(2):107-112.

[145] BURAU V,BLANK R H. Comparing health policy:an assessment of typologies of health systems [J]. Journal of comparative policy analysis:research and practice,2006,8(1):63-76.

[146] BURKI T. From health service to national identity: the NHS at 70 [J]. The lancet,2018,392(10141):15-17.

[147] BUSSE R, BLÜMEL M. Germany: health system review[J]. Health systems in transition,2014,16(2):1-296.

[148] COOPER R S,KENNELLY J F,ORDUÑEZ-GARCIA P. Health in Cuba[J]. International journal of epidemiology,2006,35(4):817-824.

[149] CRAWFORD R,STOYE G. The outlook for public spending on the national health service[J]. The lancet,2015,385(9974):1155-1156.

[150] CYLUS J,RICHARDSON E,FINDLEY L,et al. United Kingdom: health system review[J]. Health systems in transition,2015,17(5): 1-126.

[151] DE VOS P. "No one left abandoned":Cuba's national health system since the 1959 revolution[J]. International journal of health services, 2005,35(1):189-207.

[152] ECONOMOU C, KAITELIDOU D, KARANIKOLOS M, et al. Greece:health system review[J]. Health systems in transition,2017, 19(5):1-166.

[153] FEINSILVER J M. Healing the masses:Cuban health politics at home and abroad[M]. Berkeley:University of California Press,1993.

[154] FERRE F,DE BELVIS A G,VALERIO L,et al. Italy:health system review[J]. Health systems in transition,2014,16(4):1-168.

[155] GOMEZ-DANTES O. Health in Cuba: the other side of the story[J]. The lancet,2015,385(9972):944-945.

[156] HOLT E. Health in Sweden:a political issue[J]. The lancet,2018, 392(10154):1184-1185.

[157] KOK L,BOYLE S,LAMMERS M,et al. Remuneration of medical specialists:drivers of the differences between six European countries [J]. Health policy,2015,119(9):1188-1196.

[158] LIGHT D W. Universal health care: lessons from the British experience[J]. American journal of public health,2003,93(1):25-30.

[159] LIN V. Transformations in the healthcare system in China [J]. Current sociology,2012,60(4):427-440.

[160] LI X,LU J P,HU S,et al. The primary health-care system in China [J]. The lancet,2017,390(10112):2584-2594.

[161] LOMAS M. Getting health reform right: a guide to improving performance and equity[J]. Perspectives in public health,2006,126 (3):143.

[162] MARCHILDON G, ALLIN S, MERKUR S. Health systems in transition: Canada [M]. 3rd ed. Toronto: University of Toronto Press,2021.

[163] MCLENNAN S, HUISH R, WERLE C. The gift of health:Cuba's development assistance in the Pacific[J]. Pacific review,2022,35(1): 90-115.

[164] MIN S,MARTIN L T,RUTTER C M. Are publicly funded health databases geographically detailed and timely enough to support

patient-centered outcomes research? [J]. Journal of general internal medicine,2019,34(3):467-472.

[165] MODI N,CLARKE J,MCKEE M. Health systems should be publicly funded and publicly provided[J]. British medical journal,2018,362 (8167):k3580.

[166] MOSSIALOS E,MCGUIRE A,ANDERSON M,et al. The future of the NHS:no longer the envy of the world? [J]. The lancet,2018,391 (10125):1001-1003.

[167] NAVARRO V,SHI L. The political context of social inequalities and health[J]. International journal of health services:planning, administration, evaluation,2001,31(1):1-21.

[168] OLEJAZ M,JUUL NIELSEN A,RUDKJØBING A,et al. Denmark health system review[J]. Health systems in transition,2012,14(2): 1-192.

[169] PAGLICCIA N,PÉREZ A A. The Cuban experience in public health: does political will have a role? [J]. International journal of health services:planning,administration,evaluation,2012,42(1):77-94.

[170] PARRY J. Nine in 10 Chinese are covered by medical insurance,but access to treatment remains a problem[J]. British medical journal, 2012,344(7839):248.

[171] THRESIA C U. Rising private sector and falling 'good health at low cost': health challenges in China, Sri Lanka, and Indian state of Kerala [J]. International journal of health services: planning, administration,evaluation,2013,43(1):31-48.

[172] WEBSTER C. The national health service:a political history[M]. New York:Oxford University Press,2002.

[173] YI B. An overview of the Chinese healthcare system [J]. Hepatobiliary surgery and nutrition,2021,10(1):93-95.

[174] YIP W,FU H Q,CHEN A T,et al. 10 years of health-care reform in China:progress and gaps in universal health coverage[J]. The lancet, 2019,394(10204):1192-1204.

[175] YIP W,HSIAO W. China's health care reform:a tentative assessment [J]. China economic review,2009,20(4):613-619.

[176] YIP W,HSIAO W C. The Chinese health system at a crossroads[J]. Health affairs,2008,27(2):460-468.

[177] ZHANG W,NAVARRO V. Why hasn't China's high-profile health reform (2003—2012) delivered? An analysis of its neoliberal roots [J]. Critical social policy,2014,34(2):175-198.